す!

鼻呼吸なら薬はいらない

今井一彰
みらいクリニック院長

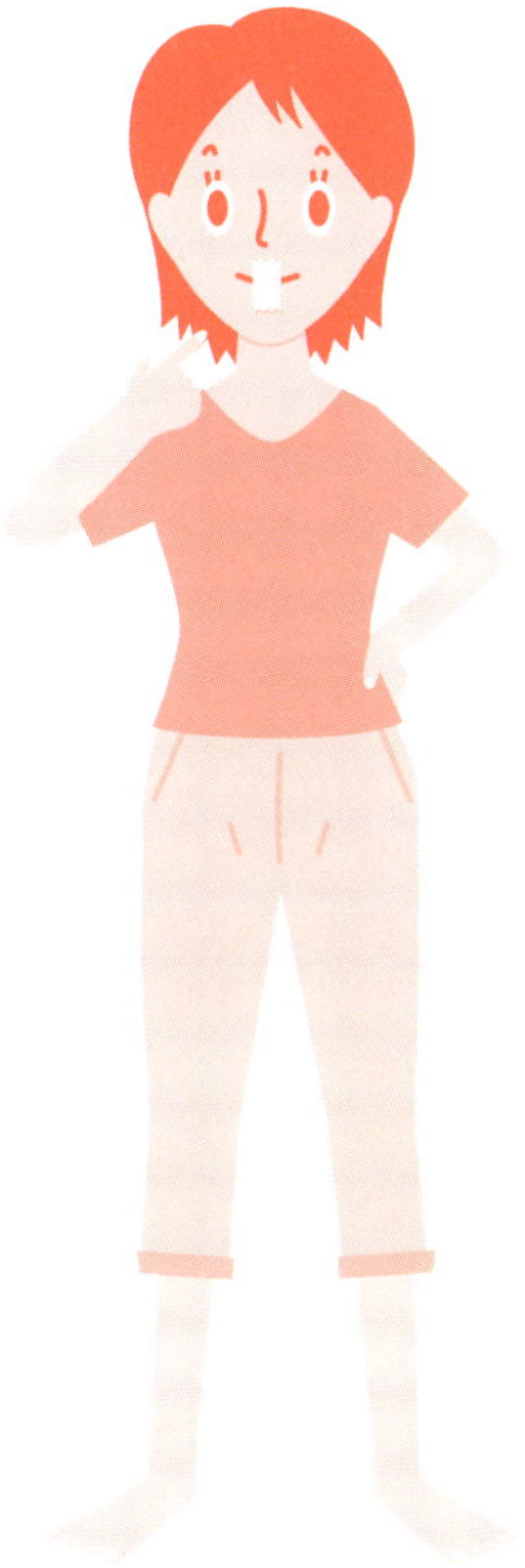

新潮社

はじめに

福岡市にある私の診療所の名前は、「みらいクリニック」。「みんなが・ラクになる・医療」を実践したい、という私の思いを頭文字として並べたものです。

その医療の中心をなす柱は、「鼻呼吸」です。

口ではなく、鼻で呼吸することこそが健康の源だ、と私は考えています。

実際、口呼吸をやめて鼻呼吸にすると、アトピー・リウマチ・肝炎・うつ・パニック障害……ほかにも、さまざまな症状が確実に解消していくのです。

症状から解放された患者さんたちは、皆さん私に感謝してくださいます。

しかし実際のところ、救われたのは私のほうです。患者さんを薬漬けにしない、負担のない方法はないか、もっと根本的な治療法はないか……。何年も悩み続けた末に、ついに「鼻呼吸」という答えがみつかったのですから。

では、その鼻呼吸とはいったいどのようなものなのか。その効果とメカニズム、および鼻呼吸習慣のノウハウを記したのがこの本です。読者の皆さんが、呼吸を通してより健康で充実した毎日を手に入れられることを、心から願っています。

あいうべ体操と口テープが病気を治す！
鼻呼吸なら薬はいらない

Contents

第3章 鼻呼吸は健康を取り戻すスイッチ

第4章

「あいうべ体操」&「口テープ」で始まる鼻呼吸生活 71

装画・挿画▼さかたしげゆき
装幀▼新潮社装幀室
取材協力▼みらいクリニック
取材・構成▼林 加愛

第1章

口呼吸は災いの元である

病気の7割は口呼吸が原因

あなたは普段、呼吸をするとき、鼻を使いますか？　それとも口を使いますか？

ここで、「たぶん、口かな？」と答えた人は大問題です。

「鼻と口、両方使っています」と答えた人も、かなり問題があります。

その理由は――ひとことで言うと、「正しくない身体の使い方だから」。

本来、**呼吸は鼻で行うべきもの**なのです。われわれ哺乳類にとって、鼻は息をするための器官、口は食べるための器官。つまり口で行う呼吸は、システム的に間違った呼吸法なのです。

ちなみに、「私は鼻で呼吸しています」と答えた人も油断は禁物と思ってください。**鼻で呼吸しているつもりでも、実は口で呼吸している人が少なくない**からです。

試しに、小さな実験をしてみましょう。

まずは口をきちんと閉じ、意識して鼻だけで少し強めに空気を出し入れしてみてください。このとき、鼻の中でかすかにシュルシュルと音が鳴ったら、知らず知らずのうちに口呼吸をしている証拠です。口呼吸の習慣が軽い鼻炎状態を招いていて、空気が通るたびに鼻水が音を立ててしまうのです。

「でも、日常生活にはなんの支障もありません」と答える人もいるでしょう。ところが、それが大間違いなのです。**口呼吸の習慣を続けている限り、病気にかかるリスクはどんどん高まっていく**のです。

人がかかる病気のうち、およそ7割は口呼吸がもたらすものと、私は考えています。いくつか例を挙げてみましょう。

喘息をはじめとする**呼吸器系疾患**。

鼻炎、花粉症、化学物質過敏症といった**アレルギー性疾患**。

アトピー性皮膚炎、乾癬《かんせん》、掌蹠《しょうせき》膿疱症などの**皮膚の疾患**。

関節リウマチや潰瘍性大腸炎などの**自己免疫性疾患**。

過敏性腸症候群、うつ病、パニック障害といった**精神性疾患**。

目立つものだけでこれだけあります。

細かいものまで見ていくと、いびき、ドライマウス、虫歯、インフルエンザ……枚挙に暇がありません。

こうした疾患を抱えた患者さんたちを、私は長年診察してきました。そして、その患者さんたちのほとんどが口で呼吸していることに気づいたのです。

まずは、その発見に至ったきっかけについてお話ししましょう。

口呼吸の弊害に気づいた、患者さんの「におい」

今からおよそ15年前、まだ私が勤務医をしていた頃のこと。

私は、関節リウマチの患者さんに共通する「ある特徴」が気になっていました。

それは、独特の「におい」です。

患者さんと会話していると、体臭なのか口臭なのか、何かがにおうのです。とはいえ、そんなことを面と向かって指摘するわけにもいきません。

そこで遠まわしに、「関節が痛いと、歯も磨きづらいですよね?」などと水を向けると、「でも私、歯磨きはキチンとしないと気がすまないんです」という返事が返ってきました。においのする患者さんたちはみな、毎日きちんと歯を磨き、身体もしっかり洗っている様子でした。

これはどういうことだろう――と、私は悩みました。

同僚たちにも何度か「リウマチの患者さんって独特のにおいがしますよね？」と言ってみましたが、「そうかな？」「気のせいじゃない？」と素っ気ない反応しか返ってきません。

これは予想できたことではありました。私は子供の頃から嗅覚がやたら敏感で、私だけが気づくにおいにほかの人は無関心、ということをしょっちゅう経験してきたのです。

とすると、今回も頼れるのはこの鼻ひとつ。そう覚悟を決めて、患者さんと会うたびに鼻を利かせ、においに集中しました。

すると、さらに不思議なことに気づきました。その患者さんの**症状が重い間はにおいも強く、快方に向かうと弱まる**こと。**リウマチ以外の病気にも特有のにおいがある**こと。その病気ごとに、においの質も少しずつ違うこと……。

そして、やがて主な**においの元は口臭**だ、と気づきました。

その**原因は、歯肉炎や歯周病といった口内の炎症**でした。

さまざまな疾患を抱えてやってくる患者さんたちは、同時に口にもトラブルを抱えていたのです。

口の中の炎症と、身体全体の病気とは、何らかの因果関係を持っている。

私はそう確信しました。

リウマチ、アトピー、喘息……すべて口呼吸が原因だった

関節リウマチと口臭の因果関係については第2章で詳しく説明するとして、ここではまず、口という器官がいかに無防備な入口であるかについてお話ししましょう。

「口を開けていると、病原菌は入りたい放題！」

——ということを知らずにいる人が、あまりにも多いからです。

たとえば、歯肉炎や歯周病の予防・対策と言えば何が思い浮かびますか？　おそらく、丁寧な歯磨き、歯垢ケア、食事に気をつける……などでしょう。「口呼

吸をしない」という対策を挙げる人はほぼ皆無だと思います。

しかし実は、これこそがもっとも単純で有効な方策なのです。

口呼吸をすると口の中は乾燥し、唾液が少ない状態になります。そうなると唾液による殺菌・消毒作用が十分に働きません。結果として**口内には悪玉菌が増殖し、口臭や歯肉炎が引き起こされます**。

口呼吸は口内のみならず、喉にも悪影響を及ぼします。

咽頭には、「咽頭扁桃」「口蓋扁桃」「舌扁桃」などのリンパ組織がありますが、口呼吸をするとそれらの組織に病原菌がダイレクトに入ってしまいます。**リンパ組織が悪玉菌に侵されると、免疫システムに異常が起こります**。免疫異常によって引き起こされる疾患といえば——そう、先ほどのリウマチがその代表格です。

「アレルギー」も、免疫と深くかかわっています。

アトピー性皮膚炎は、リンパ球が増えすぎて免疫が過敏になったために起こる疾患です。喘息も、気管の過剰反応によって粘膜が腫れ、気道が狭くなって息苦しくなる病気です。そこへさらに口呼吸で有害物質を含んだ空気を吸い込むと、ますます症状は悪化するでしょう。

口呼吸と鼻呼吸はどう違う？

口呼吸はこのように、外敵に対して非常に無防備な呼吸法です。

対照的に、鼻呼吸はきわめて優れた防御システムを持っています。

まず、鼻の入口には「鼻毛」があります。「伸びているとカッコ悪い！」などと、とかく悪者扱いされがちな鼻毛ですが、これは言わば**天然のフィルター**。**チリや花粉、細菌などがここでブロックされます**。鼻腔の粘膜では、線毛上皮細胞が、ウイルスなどのさらに小さな異物を絡め取ってくれます。

口呼吸にはこうしたシステムがありません。異物だらけの空気が、咽頭や喉頭に直接当たってしまうのです。病原菌にとってこれほど侵入しやすい入口はないでしょう。

人体を守る上で入口の防御は不可欠です。鼻という安全な入口を使い、口は呼吸には使わない。この単純なルールを守ることが重要なのです。

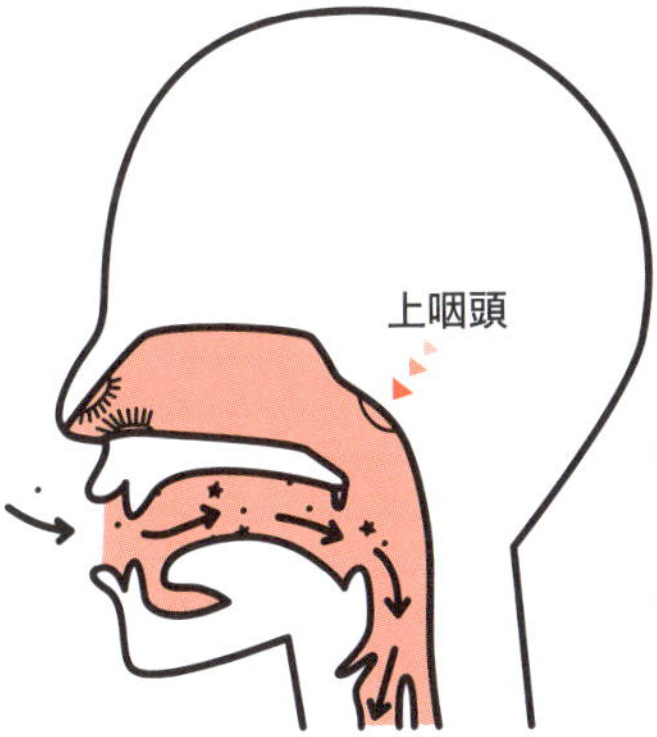

◀口呼吸

冷たく乾いた異物だらけの空気が直接、咽頭や喉頭に当たってしまう。口内は乾燥し、病原体が繁殖しやすい状態に。

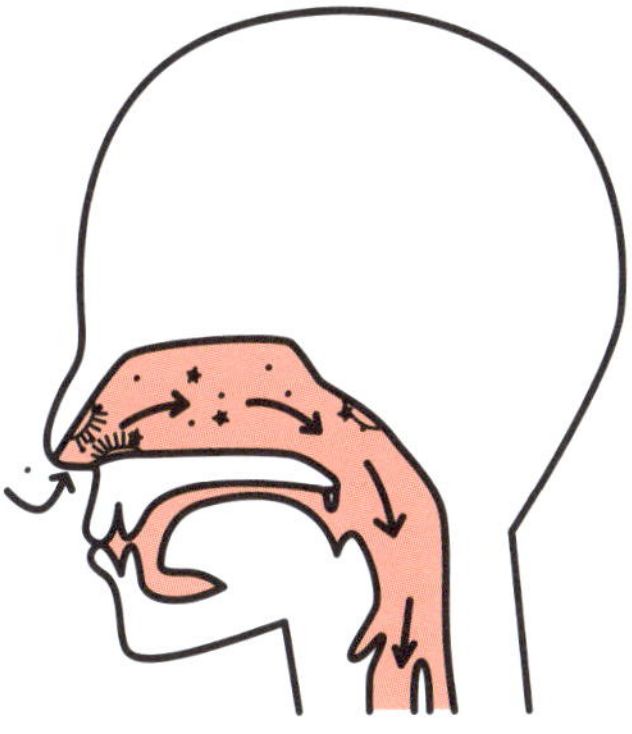

▶鼻呼吸

鼻毛と粘膜がフィルターの役割を果たし、異物をシャットアウト。入ってきた空気は温度や湿度が調整される。

口呼吸は人間だけの悪癖

　このルールを守ることは、人間以外の哺乳類にとってはさほど難しいことではありません。というより、哺乳類はこのルールを破ることができません。

　というのも、**人間以外の哺乳類は口で息をすることはない**からです。

　こう言うと、「嘘でしょう？　ウチの犬はしょっちゅう口をあけてハアハア言っています」と反論する方もいるかもしれません。しかしそれは舌を冷やして体温を下げているだけで、そのときも呼吸は鼻で行っています。

　哺乳類の口の上には口蓋があり、口腔と鼻腔を隔てています。これにより、鼻で息をしつつ、同時に食べ物を嚙んで飲み下すことができるのです。私たち人類も同じく、鼻と口は口蓋によってわけられています。

　ところが、**人間だけは「口でも呼吸できてしまう」哺乳類**です。呼吸は鼻で、摂食は口でという役割分担が、人間だけはあやふやなのです。

　そうなった理由は、人間の口が行う「もう1つの役割」にあります。

摂食以外のもうひとつの役割――それは、「話す」機能です。

言語は、動物の鳴き声とは全く次元の異なる、複雑なコミュニケーション手段です。細かな音節や抑揚を持ち、その組み合わせによってあらゆる情報を相手に伝える機能を持っています。

その機能を存分に働かせるために、人の口腔や舌は独自の発達を遂げました。その過程で口と気管とがつながり、口も空気の出入り口として使えるようになったのです。

この進化の過程は、ひとりの人間の成長の中にも見ることができます。

産婦人科では、新生児のことを nose-breather（鼻呼吸する人）と言います。**生まれたての赤ちゃんは、口呼吸をしない**のです。呼吸は鼻のみで行い、口はもっぱら、母乳やミルクを飲むために使います。

そんな赤ちゃんも、1歳前後から言葉を習得し始めます。「あー」「うー」といった意味をなさない言葉（喃語《なんご》）を発し始め、次第に言葉を操れるようになり、口呼吸も行えるようになっていきます。そしてこれと同時期に、さまざまな病気も発症しやすくなるのです。

鼻呼吸の大切さを説いた古人の知恵

しかし医師たちはこれまで、ほとんど口呼吸の弊害に着目せずに来ました。東洋の古い医学書をひもといても、「鼻で呼吸せよ」と奨励しているものは寡聞にして知りません。

江戸時代の医師・貝原益軒は『養生訓』のなかで、唐時代の中国の医学書『千金方』を引用しつつ、「鼻から新鮮な空気を吸い込み、口から少しずつ吐き出すのがよい呼吸法である」という意味のことを記しています。つまり鼻と口の併用を勧めているわけです。

しかし私は、**「口から吐く」ことも良いとは思いません**。「少しずつ」とは言え、吐くたびに唇を開くことになり、口内の乾燥を招くからです。

翻って西洋を見ると、19世紀に初めて、鼻呼吸の大切さを説く文献が出てきます。

著者は医師ではなく、画家のジョージ・カトリンという人物です。

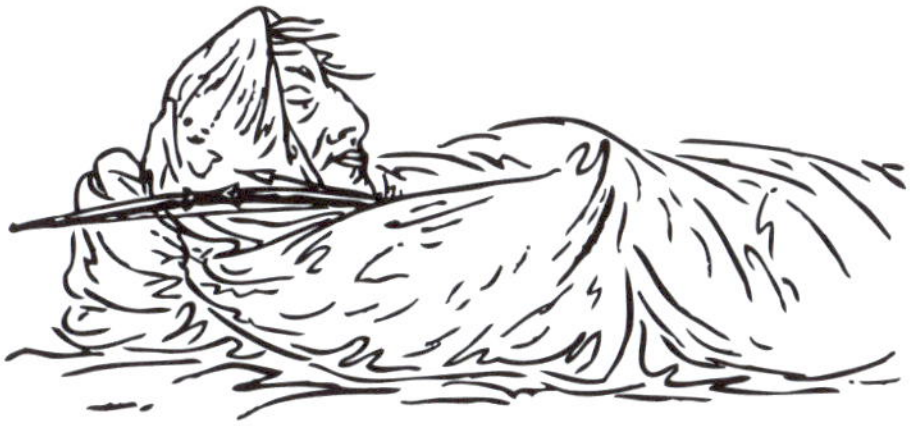

▲先住民の知恵

ジョージ・カトリン（George Catlin）によって描かれた、
ネイティブアメリカンの眠る姿。

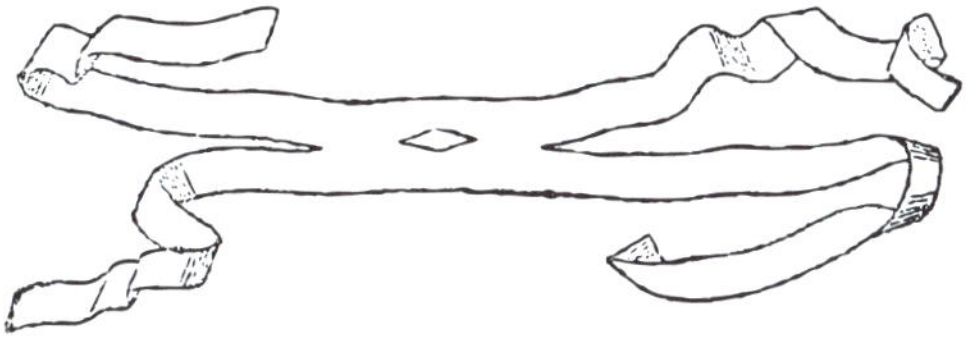

▲口呼吸を防ぐ工夫

あご（chin）を縛って口を閉じたままの状態で固定する、
革製の道具「チンバンド」。

絵は２点とも『THE BREATH OF LIFE』より

彼はネイティブアメリカンの文化と慣習を次代に受け継がれるべきものとして尊重し、大陸を横断しつつ、各地で取材を重ねました。

それらをまとめた著書のひとつ『THE BREATH OF LIFE（命の息）』という本のなかで、彼はネイティブアメリカンの睡眠時の習慣に触れつつ、口呼吸の弊害を説いています。

前ページの絵を見てみましょう。これは彼らの眠る姿を描いたものですが、「くぼみのあるクッションを頭の下に入れ、頭を前かがみにして口が開かないようにした」という説明がついています。また、その下の絵は「チンバンド」と呼ばれるもので、寝ている間に口が開くのを防ぐため、あごを縛る道具として使ったものだそうです。

ほかにもカトリンは、若い母親が赤子の口を指先で優しく閉じる姿に深い感動を示しています。

「口を閉じれば命長らえる」という知恵は、東洋・西洋いずれの医学においても見過ごされてきました。ネイティブアメリカンの世界でひそやかに脈々と受け継がれ、ひとりの画家によって伝えられることとなったのです。

口呼吸は「免疫システム」と「メンタル」を壊す

しかし、カトリンの伝えたことが医学界に影響を与えることはありませんでした。それから150年たった現代においても、病気と口呼吸とを関連付けて考える医師はほとんどいません。

これは、西洋医学のありかたと深い関係があります。

西洋医学は基本的に「要素還元主義」です。簡単に言うと、ものごとを微細な部分へと分割し、その中で原因をつきとめようとする考え方です。

たとえばガンになれば「ここの細胞のガン化が原因である」と考えて、放射線照射や手術によってその部分を集中攻撃します。

この方法はたしかに、医学に大幅な進歩をもたらしました。しかし一方で、**「身体を全体的な構造から考える」という視点を退化させた**面もあります。

皮膚病は皮膚で、関節の異常は関節で、肝臓の病気は肝臓で起こるもの――多少の例外はあれ、現代医学はそういう考え方をします。ですから、部位も症状もまるで違うさまざまな病気に対し、「いずれも口呼吸が原因」と説く私の考え方とは、相容れ難いものがあって当然です。

とはいえ私も、口呼吸の害について根拠なく語っているわけではありません。ここまでもお話ししてきたとおり、**口呼吸は病原体を身体に侵入させやすく、それが免疫システムに悪影響をもたらす**ことがわかっています。

そしてもう1つ、顕著なのが「メンタル」との関係です。**口呼吸がさまざまな精神的疾患の原因となる**ことも、長年現場に携わりながら実感してきたことです。

では、それらはどのようなメカニズムで起こるのでしょうか。

次章では、それを詳しくお話ししたいと思います。

第2章

口呼吸から生まれる「病の連鎖」

口呼吸はなぜ免疫システムを壊すのか

ふだん何気なく行いがちな口呼吸は、とても無防備な呼吸法です。

鼻毛や上咽頭で異物をブロックできる鼻呼吸と違い、口呼吸は喉や気道にダイレクトに異物が飛び込みます。

それが免疫システムを壊す元凶になるのです。

ではどうして、免疫システムが壊れるのでしょうか。

それを知るために「免疫とは何か」について簡単にお話ししましょう。

免疫とは読んで字のごとく、疫（病気）を免れる、つまり病気から身を守ることを意味します。

この役割を担っているのがリンパ組織です。

リンパ組織では免疫細胞がスタンバイしていて、異物が入ってきたらすぐに反応できるようになっています。

全身に点在するリンパ組織は「リンパ系」というネットワークでつながってい

ますが、このうちもっとも入口（＝口）に近いのが、喉のリンパ組織です。

咽頭には、舌扁桃・口蓋扁桃・咽頭扁桃などで構成される、「ワルダイエルのリンパ輪」というものがあります。

ここが、侵入した異物を迎え撃つ最初の拠点です。リンパ系が数々の支流に分かれつつ全身を流れる川だとしたら、喉のリンパ組織はもっとも上流にある要衝と言えるでしょう。

ここで侵入者を討ち取ることができれば、下流に悪いものが流れ込むことはありません。

しかし**口呼吸をしていると、鼻呼吸とは比べ物にならない量の異物や病原体が飛び込んできます。結果、上流拠点ではさばききれずに下流へと送られてしまいます。**

これが、口呼吸が全身に病気を運ぶメカニズムの基本です。

ではそんなとき、喉ではどんな異常事態が起こっているのでしょうか？

免疫システムが異常をきたすプロセスを、より詳しく見てみましょう。

自律神経と免疫のバランスが崩れると……

侵入してきた異物と戦うのは免疫細胞です。

これは何者かというと、皆さんよくご存知の「白血球」。

白血球には、顆粒球とリンパ球という2種類があります。

顆粒球は、大きめの細菌などを撃退する役割を果たします。外敵侵入を感知するとすぐさま数を増やして迎え撃ち、死滅させます。

かたやリンパ球の役割は、ウイルスなどをはじめとする、より小さな異物を特異的に処理すること。「抗体」という特別な武器を使う、いわば精鋭部隊です。

免疫力は、この両者の連携プレーで成り立っています。しかしここへ、口呼吸によって大量の異物が入ってきたらどうなるでしょうか。**顆粒球もリンパ球も働き通し**となるでしょう。そして**有害物質の侵入を許したり、逆にヒートアップしすぎて必要のない攻撃を加えたり、といったミスを犯す**でしょう。

つまり、免疫システムがダウンしてしまうのです。

これがあらゆる病気の引き金になる、ということを提唱したのが、日本自律神経免疫治療研究会前理事長の福田稔医師と、同会現理事長で新潟大学大学院医学部の安保徹名誉教授のお2人です。

両先生が解き明かした「福田‐安保理論」に基づき、「免疫システムのダウン」とはどんな現象かを説明しましょう。

顆粒球とリンパ球は「片方が増えると片方が減る」という性質を持っています。全白血球のうち顆粒球が約6割、リンパ球が約4割という配分であれば、免疫力はバランス良く、しっかり発揮されます。

この配分を司るのは自律神経です。自律神経にも2種類あって、「交感神経」が顆粒球、「副交感神経」がリンパ球の働きを司っています。交感神経の指令で「アドレナリン」というホルモンが分泌されると顆粒球が増え、副交感神経の指令で「アセチルコリン」が分泌されるとリンパ球が増えます。

このうちのどちらかが増えすぎると、免疫システムは正常に機能しなくなるのです。

交感神経と副交感神経、どちらに傾いても病気になる

2つのうち、より増えやすいのは顆粒球です。外敵が入ってくると瞬時に、全白血球中の9割まで増加することもあります。

顆粒球が増えすぎると、主に次のようなことが起こります。

・リンパ球が減り、ウイルスやガン細胞の攻撃を防ぐ力が弱まる
・体内の常在菌と過剰に戦ってしまい、炎症を起こしやすくなる
・活性酸素が発生する

このうちもっとも問題なのが活性酸素です。活性酸素は顆粒球が死ぬときに放出されます。外敵の侵入に伴って一挙に増えた顆粒球が戦い終えて命尽きるとき、大量の活性酸素が撒き散らされるのです。

活性酸素は体内組織の老化や血管の硬化を引き起こし、高血圧、糖尿病、脳梗塞、ガン、関節リウマチなど、深刻な病のもとになります。

クリニックに来られる患者さんも、多くが顆粒球過多で、そのぶんリンパ球の

数値は低め。つまり交感神経が優位な状態です。

これは患者さんに限らず、現代人に多い傾向かもしれません。

交感神経は、いわゆる戦闘態勢のときに働きます。緊張状態や興奮状態を作り出し、血管は収縮した状態となります。ストレスにさらされやすい現代人は、この状態が続いてしまいがちなのです。

では反対に、副交感神経が優位になると何が起こるでしょうか。

副交感神経は、リラックスしているときに優位となります。血管は拡張し、心拍数は下がり、胃腸が動いて食べたものを栄養に変え、スムーズな排泄を促します。こう言うといかにも良い状態のようですが、ずっと続くとなるとやはり問題です。

リンパ球が過多になると免疫が過敏になり、有害でない異物まで攻撃してしまいます。

花粉症やアトピー性皮膚炎などは、副交感神経に傾きすぎた免疫システムのもたらすアレルギー性疾患です。また、心身が弛緩しすぎて無気力・非活動的な状態にも陥りがちです。これが高じると「うつ」になります。

つまりは、どちらに傾きすぎても免疫システムは不調をきたすのです。

その最大のきっかけこそが口呼吸だ、と私は考えました。

無防備な入口から入った大量の異物がリンパ組織を刺激することによって免疫システムのダウンが起こるのだ、という結論に至ったのです。

メンタルがダメージを受ける理由

「うつ」の話題が出たところで、口呼吸とメンタルの関係についてお話ししましょう。口呼吸は免疫システムにダメージを与えるのと同様、メンタルにも多大な悪影響を及ぼします。

口呼吸をすると、体温より冷たい空気が入るため、口内や気道内の熱が奪われます。そこで身体は、失われた熱を取り戻そうとします。

しかし呼吸は、365日24時間絶えず行うもの。熱を上げようとするそばから、また冷たい吸気が飛び込んできて休む暇がありません。

絶えず熱を上げる作業を続けるうち、身体は疲れてしまいます。その疲労と消

耗は精神の疲労をも招きます。これが無気力状態やうつ状態に陥るきっかけとなるのです。

ここに口呼吸と抑うつ状態の関連性を明らかにした、興味深い調査結果があります。聖徳大学講師（当時。現桜美林大学教授）の山口創氏が、同大学の女子学生186人を対象に、疲労感・元気のなさ・抑うつ度を調べる「気分調査票」と、「あなたの口は半開きか？」「口呼吸か、鼻呼吸か？」を問うアンケートを実施しました。

口呼吸だと答えたのは186人中27人。この学生たちは、疲労感や抑うつ度がほかの学生よりも高いことが判明しました。

また、「口が半開き」と答えたのは186人中86人。「口呼吸」と答えた学生よりも人数が多いのは、自覚していないものの実は口呼吸している学生が相当数いることを窺わせます。この86人も、口を閉じていると答えた学生たちに比べ、疲労感ははるかに上。そして抑うつ度は、心療内科を受診している患者さんの平均値をも上回るほどの数値でした。

疲れているから口がダラリと半開きになり、それが口呼吸を招いてさらに疲労

感を高めてしまう。そんな悪循環が垣間見えるようなデータです。

セットになりがちな「アトピー」と「うつ」

うつ状態はほかにも、さまざまな悪循環をもたらします。

たとえば、「顔の筋肉」との関係。うつ状態の人はしばしば、能面のように表情のない顔をしています。

無気力になる→顔の筋肉を動かさない→脳が刺激を受けない→気持ちが活性化しない→さらに無気力になる、というわけです。

逆に言えば、顔を動かせばうつ脱出……とは行かぬまでも、この悪循環を停止させることはできるはずです。

では、手っ取り早く顔を動かすには何をすればいいでしょうか。答は、「ものを噛むこと」。**食事の際に意識して何回も咀嚼すれば、筋肉も動き脳も刺激されます**。

ところがこのとき、**口呼吸の習慣があるとしっかりものを噛むことができませ**

ん。鼻呼吸ができていれば、口を閉じながら咀嚼できます。ところが、口呼吸の場合、口を開けたまま呼吸も行わなくてはならないからです。

まずは鼻呼吸へとシフトして、しっかり噛める態勢を作るのが第一歩と言えるでしょう。

「うつとアトピー性皮膚炎」も、悪循環になりやすいセットです。この2つは同時に発症する傾向があり、アトピーでクリニックを訪れる患者さんが、うつも患《わずら》っているというケースが多々あります。

考えられる因果関係としては、**うつ状態下のストレスが肌の異変をももたらした**ということです。ストレスは、肌に顕著に現れやすいものだからです。こうして顔や手が荒れると、それがさらなるストレスを呼び、またまた悪循環が始まります。

うつ状態とアトピーがセットになると、口呼吸の習慣をさらに促進させてしまう危険もあります。

肌の状態を気に病んで落ち込む。顔がうつむきがちになる。口の中で舌がダラリと下がる。舌の重みで口が半開きになる。そして口呼吸になる――というわけです。こうなると、うつ状態もアトピーも一段と悪化してしまうでしょう。
つまり二重三重の悪循環が起こるのです。

パニック障害と多動も口呼吸から

うつとアトピー性皮膚炎は、どちらも副交感神経優位が続くことで発症する疾患。反対に、交感神経優位が続くことで発症するメンタルの疾患もあるのです。

その代表格がパニック障害。突然激しい動悸が起こり、身体が震えて息苦しくなり、このまま死ぬかも、と思うほどの強烈な不安感に襲われる病気です。いつ何時やってくるかわからないので「電車に乗れない」「外に出るのも怖い」という状態に陥ることもあります。

この症状は、交感神経が極度に高まっていることを示しています。アドレナリンが大量に分泌され、呼吸はきわめて浅く、速くなっています。パニック状態が、浅い呼吸をもたらしたわけです。

しかしここでは、「逆」もまた成立します。**日頃から浅く速い呼吸をしている**

と、交感神経が常に刺激されてパニック障害を発症しやすくなるのです。

口呼吸は、鼻呼吸よりも浅く速くなる傾向があります。

実際に試してみるとわかりますが、鼻だけを使って速く呼吸するのは困難です。なぜなら、穴の大きさが口より小さいからです。空気を十分に吸い込むには、ある程度の時間が必要となるでしょう。

これに対して、口は軽く開けてちょっと吸っただけで、一定量の空気が入ってきます。すると身体は、鼻でゆっくり息を吸うことをやめてしまいます。結果、呼吸は浅くなり、交感神経がヒートアップしてしまうのです。

ほかに**口呼吸との関連性が疑われるのは「注意欠陥多動性障害」（ADHD）**です。落ち着きがなく注意力散漫で、動き回ったり騒いだりしてしまう、主に子供に見られる発達障害のひとつです。

このうち特に注目すべきは、鼻づまりが原因とされる「鼻性の注意欠陥障害」。慢性副鼻腔炎（いわゆる「蓄膿症」）などにより鼻が詰まっているため、集中力が低下して精神不安定になる状態です。口呼吸だと、落ち着きがない、集中力が低下する、という調査結果もあります。

治療法は、投薬や手術などによって鼻を通すこと。言い換えれば、鼻呼吸できるようにすることです。「鼻性」以外の注意欠陥障害も、鼻呼吸に変えることで改善される例は多々あるはず、と私は考えています。

鼻炎が口呼吸を招き、口呼吸が鼻炎を招く⁉

メンタル系疾患と同じく、現代人の生活について回るトラブルとして、アレルギー性疾患が挙げられます。

今や日本人の5〜6人にひとりが花粉症に悩んでいると言われています。春先に鼻をグシュグシュと鳴らしている人を見ると、例外なく口をポカンと開けています。鼻が詰まって息ができないから、そうなるのも当然ですね。

しかし、見方を変えると、**「口呼吸しているから鼻炎になる」**とも言えます。**異物だらけの外気によってリンパ組織が絶えず刺激されていると、免疫のシステムが狂ってしまう**からです。

花粉、ハウスダスト、化学物質——原因物質は何であれ、アレルギーはすべて

「免疫の過剰反応」です。

これは「リンパ球の誤作動」と言い換えることもできます。

リンパ球は、1度異物を認識すると、その異物専用の「抗体」を作り、2度目以降は、その抗体を使って撃退します。ここまでは免疫の正常な働きです。

ところが免疫のシステムが狂ってリンパ球の数が増えすぎると、有害ではないものにまで攻撃をしかけ始めます。これがアレルギー発症のしくみです。

――とすると、はたと困ったことに気づきます。

口呼吸をしていたからアレルギーになった。アレルギーで鼻が詰まった。だから口で呼吸するしかない……。これでは、アレルギーは悪くなる一方ということになってしまいます。

では、どうすればよいのか。

ここは「頑張って鼻で息をせよ」と答えるしかありません。身も蓋もない言い方のようですが、長い目で見ればこれが一番なのです。

「鼻に花粉が入ると痒いし、くしゃみが止まらない」と言って口呼吸を続けると、もっと多くの異物を体内に侵入させ、さらに別のアレルギーを誘発することになりかねません。

こんなときは、一時的に薬を使うのもやむを得ないでしょう。まずは薬を飲んで鼻づまりやかゆみを止め、その上で鼻呼吸を始める。そしてしっかり習慣化させていく。様子を見ながらだんだんと薬を減らしていく……。

この方法で花粉症を完治させた患者さんは何人もいます。数年かかることもありますが、あきらめず続ければアレルギーを根本から治せます。

歯肉炎とペリオ（歯周病）

――急性炎症と慢性炎症

▼▼▼▼▼

免疫システムの狂いが起こす弊害はこのように様々ですが、中でも**口呼吸と病気の関係においてもっとも重要なのが「炎症」**というキーワードです。

炎症もまた、免疫反応のひとつです。ケガや異物侵入など、身体に何らかの刺激が与えられたとき、その場所が赤く腫れたり痛んだり熱を持ったりするのは、免疫細胞が外敵と戦っているからです。

炎症には、「急性炎症」と「慢性炎症」の2種類があります。

この両者を、ごく身近な病気で比較してみましょう。

その名は「ペリオ」。正式名称はperiodontal disease、いわゆる歯周病です。歯周病という言葉ではその重要性が伝わりにくいと思い、私は患者さんにより印象づけようと、この「ペリオ」という表現を使っています。

このペリオ、なんとギネスブックに「世界で一番感染者数の多い病気」として登録されています。日本人でも6割以上がかかっている、いわば国民病です。

つまり、われわれともっとも縁の深い慢性炎症と言えます。

対して、前段階である歯肉炎は急性炎症です。

両者の違いはどこにあるかというと、「元に戻るか否か」。

歯肉炎の場合、適切な処置を取れば出血や痛みは収まります。ところが、ペリオの進行は不可逆的なのです。歯と歯肉の組織が変質し、歯の土台である歯槽骨も溶けてしまいます。炎症自体が止まっても、その部分の歯は元の状態には戻りません。

もっともこうなるのは末期の段階で、初期や中期では目立った症状はありません。しかし、考えようによっては、これもペリオの非常に怖いところです。歯と歯茎がゆっくり破壊されているというのに、その危機に気づくことができないからです。

ともあれどちらも、**歯科で受ける処置に加えて「口呼吸をやめること」が有効**です。歯肉炎ならば完治しますし、ペリオの進行も止まります。でも、かなり進んだ状態なら、悪い部分を除去してインプラントが必要になるかもしれません。

口や喉で繰り返される炎症が万病を招く

慢性炎症の怖さは「元に戻らない」ことだけではありません。くすぶり続ける慢性炎症は、全身に悪影響を及ぼします。

第1章でお話しした、「リウマチの患者さんが一様に口内に炎症を持っていた」という話はその典型例です。

この現象を医学用語で**「病巣疾患」**（病巣感染症）といいます。

定義は（やや固くなりますが）次のとおりです。

「身体のどこかに限局した慢性炎症があり、それ自体はほとんど無症状か、わず

かな症状を呈するにすぎないが、遠隔の諸臓器に、反応性の器質的および機能的な二次疾患を起こす病像」。

要するに、「それほど目立たないもののずっと続いている炎症が、身体の全く別の場所で大きな病を引き起こす」ということです。

なぜこのようなことが起こるのかについては、少しずつわかってきています。ただ、どんな慢性炎症が、どこの病気につながるかは、症例により違います。

しかし確かに言えるのは、これも免疫システム異常であるということです。

炎症は、言わば身体の火事です。免疫細胞は火事を消すために、「サイトカイン」「TNF－α」（腫瘍壊死因子）などの「炎症物質」を放出します。

急性炎症ならば、これらの働きによってすぐ火事は消し止められます。しかし慢性炎症はずっとくすぶり続けてなかなか消えません。その間も炎症物質は絶えず出続け、それがやがて、免疫システムの異常を招きます。

もうひとつ考えられる可能性は、活性酸素です。

前述のとおり、顆粒球は外敵と戦う際に活性酸素を大量に放出します。これを消し去る酵素も体内に存在するのですが、あまりにも量が多いと処理が追いつきません。除去しきれなかった活性酸素は血液やリンパ液に乗って全身に回り、思いもかけない重病を誘発するのです。

腎炎、気管支炎、肝炎も⁉ 口から始まる病巣疾患▼▼

先に述べた通り、ペリオは慢性炎症の代表格です。

その怖さについては、ある程度知られているといっていいでしょう。

たとえば妊婦さんは、産院で「歯肉炎や歯周病があればすぐ治しましょう」と勧められます。それは、ペリオが早産や流産の原因になりうるからです。

それだけではありません。

ペリオ菌がもたらす病気はほかにも、肺炎、ガン、認知症、心筋梗塞、血管病などなど、恐ろしい病名がズラリと並んでいます。

また**「口腔病巣疾患」**として認められているものには、**関節リウマチ、筋炎、胃潰瘍、十二指腸潰瘍、虫垂炎、高血圧などがあります。**

口中の炎症を放っておくと、こんなに恐ろしいことになるのです。

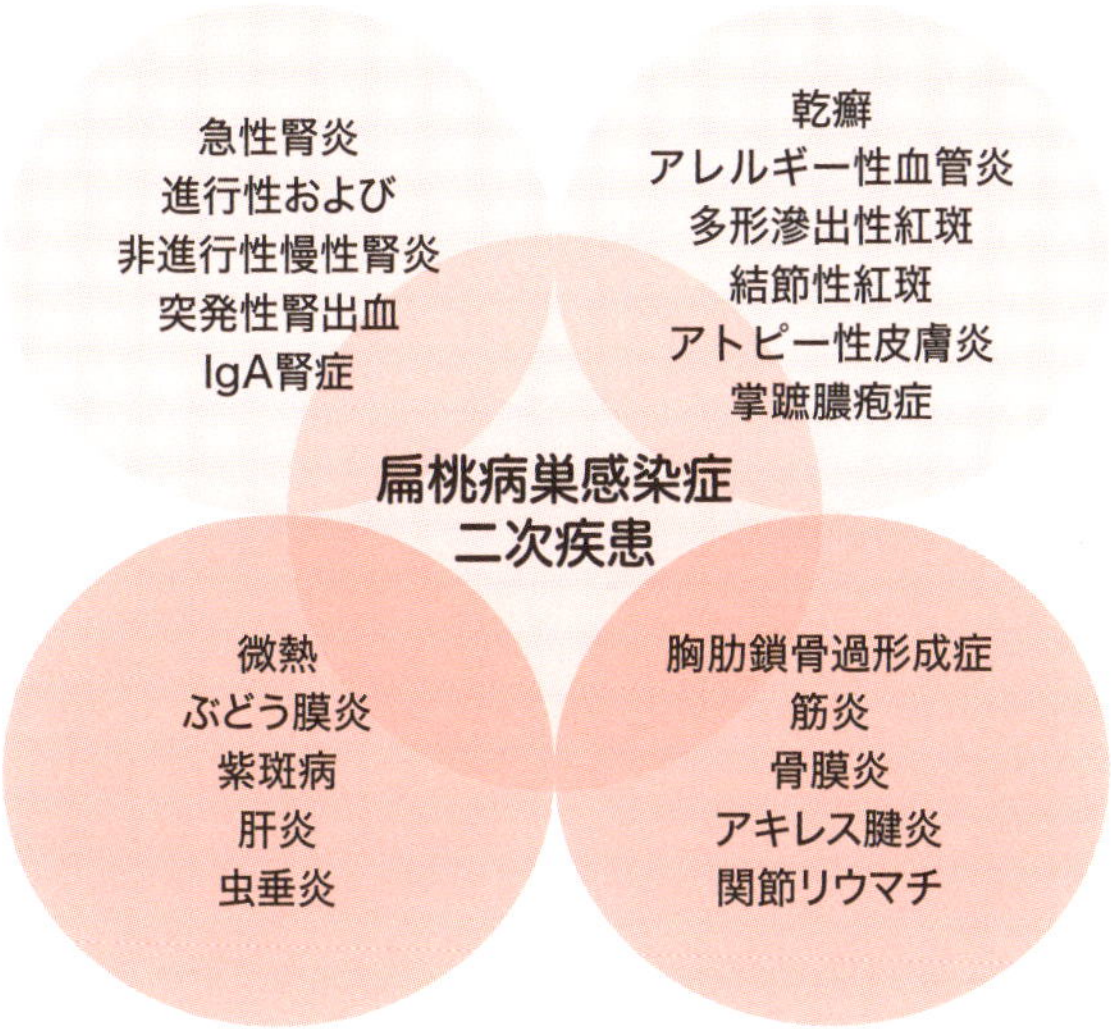

▲ 病巣炎症によって引き起こされる疾患

旭川医科大学　耳鼻咽喉科学講座より

ペリオのほかにも、上咽頭炎や扁桃炎など、病巣疾患を招く慢性炎症はいくつもあります。

前ページの図は、主な病巣疾患を一覧にしたものです。腎炎、肝炎といった病名を見ただけでは想像もつかないことですが、これらの病気の源は、全く別の場所にある慢性炎症なのです。

ところが困ったことに、慢性炎症の場所は症例によってまちまちです。口や鼻、咽頭にあることが大半ですが、ときには卵巣や前立腺など、思わぬところで見つかることもあります。

さらには、「どこにあるのかわからない」というケースも。

これは決して不思議なことではありません。慢性炎症の症状はきわめて軽いので、発赤《ほっせき》や腫れもほとんどなく、ときには全く見られないこともあるのです。

「元凶」を叩いて、薬が薬を呼ぶ悪循環を断とう▼

病気にかかっていて、その原因は「どこか」にある炎症で、でもその場所がわからない……とは、何とも歯がゆい事態です。

では完全にお手上げなのかというと、そんなことはありません。

そう、**口呼吸をやめればいい**のです。

この章で述べてきた話をごく簡単に表すと、

「口呼吸→免疫システムのダウン→慢性炎症→病巣疾患」

という因果関係が成り立ちます。

原因をずっとさかのぼれば、結局は口呼吸に行き着くことがわかるでしょう。

この諸悪の根源を断つのが、最良の解決策なのです。

これは現代の医療の常識からみると、かなり型破りな考え方だと思います。

高血圧も花粉症も腎臓病もリウマチもパニック障害も、「口呼吸をやめれば治る！」と言っているのですから、長年持病を抱えてきた人は、「本当か？」と疑いたくもなるでしょう。

しかしそんな人こそ、考えていただきたいのです。

「普通の医療」の世界では、高血圧なら高血圧を治す処置、花粉症なら花粉症を治す処置をします。

それは端的に言うと、「薬を出す」ということです。花粉症なら抗ヒスタミン剤、アトピーならステロイド剤、うつ病なら抗うつ剤。

しかしそれは症状を抑えるための処置に過ぎません。薬をやめると症状はぶり返し、いつまでも飲み続けざるを得ないこともしばしばです。

なお**悪いことに、薬は薬の連鎖を呼びます**。

たとえば血圧を下げる薬を飲むと、不眠や胃炎を起こすことがあります。すると今度はその症状を抑えるために、入眠剤や胃薬が出されます。この調子で10種類以上もの薬を飲んでいる人も珍しくありません。

これが身体に良いことと言えるでしょうか。

本当に必要なのは、**表面に現れた症状を抑えることより、その原因を根こそぎ断つこと**ではないでしょうか。

その方法こそが、「口呼吸をやめる」「鼻呼吸をする」ことなのです。

では鼻呼吸を始めると、どのような「良いこと」が起きるでしょうか。

次の章では、そのメリットを詳しくひもといて行きたいと思います。

第3章

鼻呼吸は健康を取り戻すスイッチ

呼吸するための器官、鼻を使おう

生物の身体の各器官には、「役割」があります。器官にその役割と違うことをさせてしまうと、身体の機能に狂いが生じてきます。

口呼吸が病気を起こすのは、本来の役割ではないことをしたせいで、身体に負担がかかったからです。ならば呼吸の役割を、本来それを担うべき器官に返さなくてはなりません。

それが鼻呼吸です。鼻は呼吸するための器官ですから、「良い呼吸」をするための機能が元から備わっています。

良い呼吸の条件とは、「安全性」と「効率性」。身体に負担なく外気を出し入れし、効率よく酸素を取り込めれば理想的と言えるでしょう。

鼻呼吸ならば、それが可能です。具体的には、次のようなメリットをもたらします。

・有害物質やゴミの侵入が防げる
・入ってきた有害物質も弱くなる
・入ってくる空気がマイルドになる
・酸素をしっかり取り込める
・深く呼吸できる
・身体の冷えを防げる
・脳がしっかり働く

などなど。なぜこんなことが可能になるのでしょうか。
この章では、その仕組みをお話しします。

鼻呼吸でゴミやアレルゲンを徹底除去

空気中には、ホコリや細菌やウイルス、花粉などのアレルギー物質など、さまざまな有害物質が混じっています。

しかし、鼻呼吸をしていれば心配無用。

それは、**「鼻水」と「鼻毛」が、すばらしい連携プレーでこれらを掃除してくれる**からです。

鼻水は、鼻粘膜から絶えず分泌されている液体です。分泌量は1日につき約1リットル。たっぷりの水分で、粘膜を湿った状態に保ちます。

一方の鼻毛ですが、正確には2種類あります。

ひとつは、よく目にする長さ5ミリ程度のもの。

もうひとつは長さ10ミクロンの微小な毛で、鼻粘膜細胞の表面にびっしりと生えています。

極小の毛は1秒間に10〜15回、いつも小刻みに震えています。この線毛の動きに合わせて、鼻水が侵入した物質を絡め取ります。

さらに、線毛が絡め取ったものを運びます。鼻腔内では鼻の外に向かって、喉では身体の奥に向かって、時速7ミリという非常にゆっくりした動きで移動します。

左ページの図のとおり、その大半は身体の奥に向かいますが、気管支や肺に行くわけではありません。食道を通って、胃で消化されるので安全です。

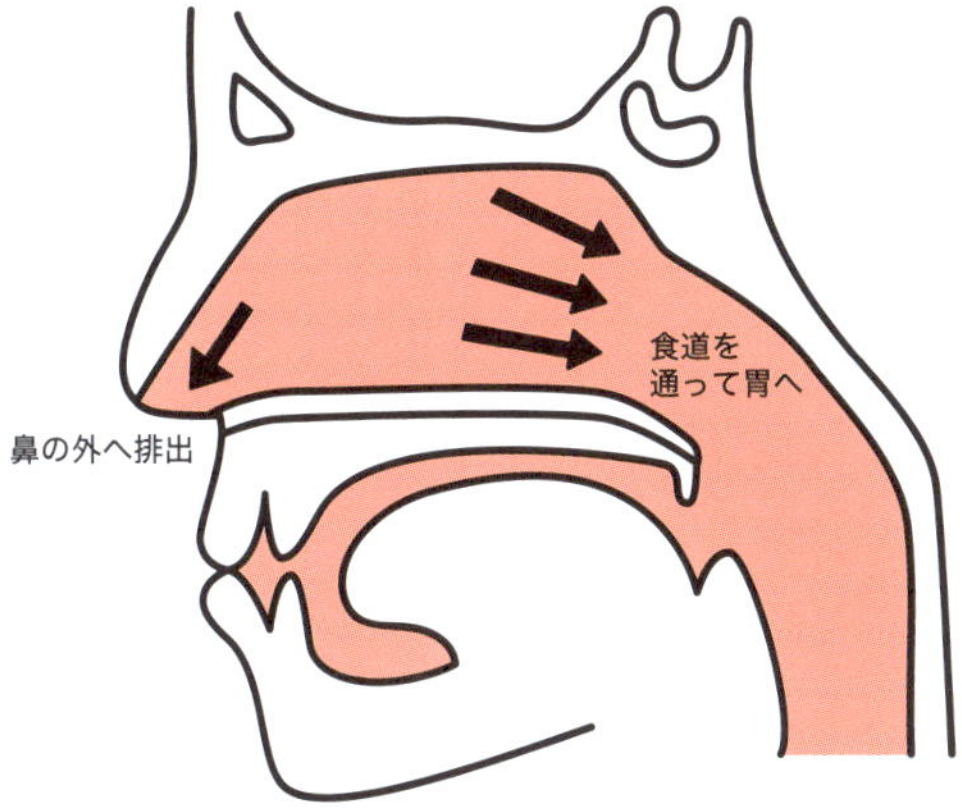

▲「鼻水」と「鼻毛」の連携プレー

線毛運動と鼻水の働きにより、直径 15 ミクロン以上の物質は完全ブロックされる。5ミクロンの微小なものでも、半数は除去。絡め取った異物は鼻の外へ排出されるか、食道を通って、胃で消化される。

「正しい鼻呼吸」をすれば鼻も身体も冷えない

ただし、線毛にも弱点があります。

線毛運動は、喉の中の温度が高いほど活発化するのですが、これは逆に言うと、線毛が寒さに弱いことを意味します。

喉の温度が38度から30度に下がると、線毛の動きは一気に半分になります。すると、ゴミ除去能力も著しく低下してしまいます。

線毛運動をにぶらせないためには、鼻や喉の中をある程度暖かくしておかなくてはなりません。

それには、「正しい鼻呼吸」が必要です。第4章で詳しく説明しますが、同じ鼻呼吸の中でも、より良い呼吸の仕方があるのです。

そのキーポイントは「舌」です。**舌は筋肉のかたまりで、内部に血管がびっしり通っているため、高い熱を持っています。その舌を上あごにピッタリつけて呼吸するのが理想**です。

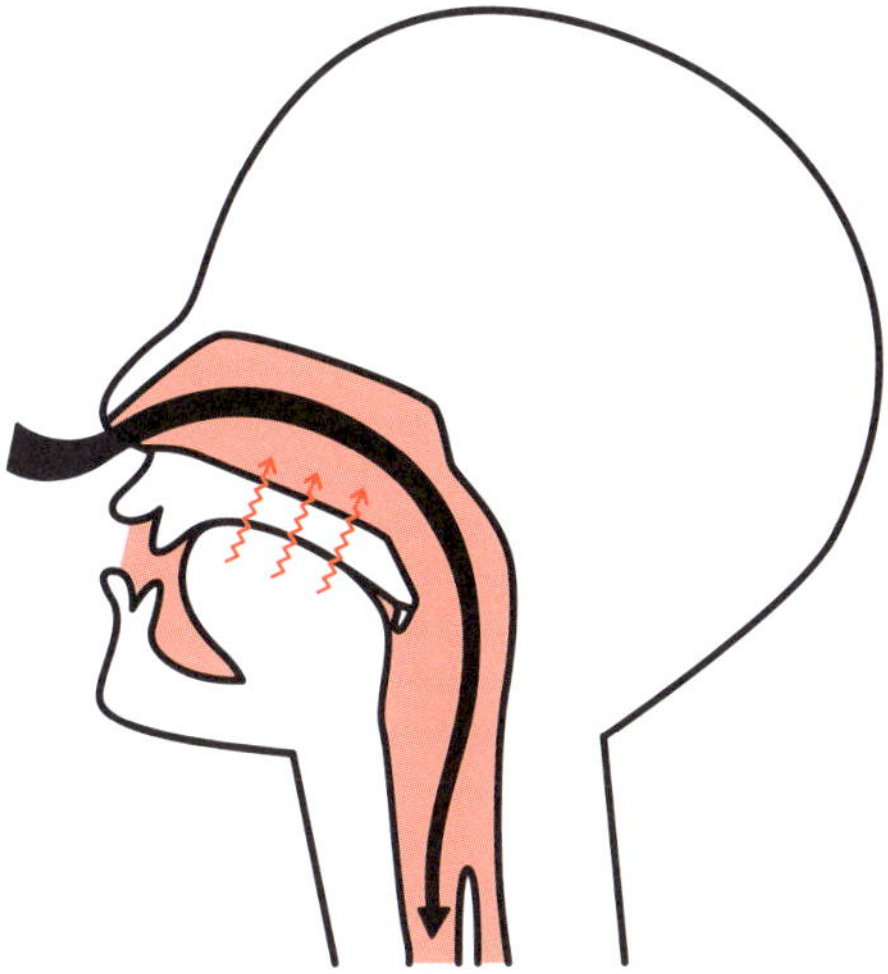

▲冷たい空気も舌と鼻中隔が温める

血管が密集して熱を持つ「舌」と「鼻中隔」が、外から入ってきた空気を鼻腔内で適度に温める。そのため、舌は上あごにピッタリつけて呼吸することが大切。

舌から上あごに、そして鼻へと熱が伝わり、鼻腔内が温まります。

このとき、しっかり口を閉じることも大切。口が半開きでは舌と上あごの密着度が不足してしまうからです。そこへ口から外気が入ると、舌はもちろん、体内の温度も下がってしまいます。

「正しい鼻呼吸」をすれば、身体の冷えを防ぐこともできるのです。

冷たい空気が、鼻腔内でマイルドに

一方、鼻腔の中にも「温め機能」が備わっています。

鼻の粘膜の下には、無数の血管による「海綿静脈叢」が複雑な網目を張り巡らしています。

鼻の穴の右と左を分けている「鼻中隔」も血管の多い部位です。

ちなみに「鼻血」はたいてい、鼻中隔の前部（＝鼻の穴の近く）から出ますが、これも血管が密集しているせいです。この部分は軟骨でできているので、少しのショックでも出血しやすいのです。

この**2つの血管密集地帯が、吸った外気を温めます。**氷点下の外気でも、鼻腔を抜けて中咽頭に入るときには、体温近くにまで上げることができるのです。

頭寒足熱と頭熱足寒、どちらがいいですか？

さらにもう1つ、鼻から入る外気の温度をアップさせる要素があります。

それは「脳」です。鼻で息を吸うと、脳が熱を供給してくれるのです。

何気なく呼吸していると気づきにくいことですが、実は鼻で息を「吸う」ときと「吐く」ときは、空気の通り道が違います。

吸ったときの方が、空気が上の方を通るのです。

吐く息が「中下鼻道」という道を通るのに対して、吸う息は「中鼻道」という、より脳に近いルートを通ります。

このとき**空気は脳の熱でも温まります。それは逆から言うと、脳が空気に冷やしてもらったということでもあります。**脳の温度が下がり、暖かい空気が入って身体は暖かくなる――いわゆる**「頭寒足熱」の状態になります**。

脳は、熱を発する器官です。

しかし熱が上がりすぎるのは、脳にとって決して良いことではありません。

パソコンを連続して使っていると、CPU（計算や情報処理を行う中央の頭脳部分）が熱くなり、ファンが回り続けることがあります。この状態が続くとパソコンの動作が重くなり、ひどくなると電源が落ちてしまうことも……。

人間の脳も同じで、酷使するとヒートアップし、機能が落ちます。

そんなとき、鼻から吸った空気が役に立ちます。中鼻道を通る吸気は「頭蓋底」（＝脳の下部）のすぐ下を通過するので、脳をクールダウンすることができるのです。

同じ効果を口呼吸に期待することはできません。口から吸う空気は口腔内から直接喉へ入ってしまいます。この場合空気も加温されないので、体内には冷たい空気が入り、脳は熱いままです。

つまり「頭熱足寒」となるわけです。

どちらが心地よいか、どちらが身体に良いか――その答えは考えるまでもない

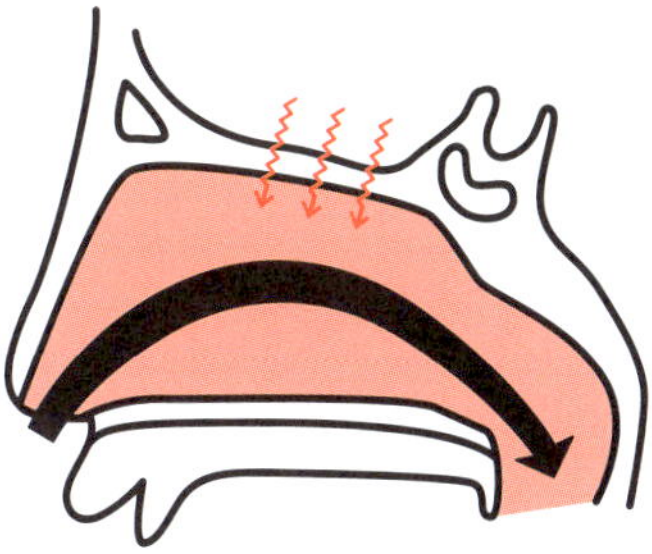

息を吸うときは脳に近い「中鼻道」ルート

▲▼正しい鼻呼吸で頭寒足熱

吸った息が鼻腔内上方のルートを通る際、脳の熱が空気を温め、逆に空気で脳がクールダウンする。

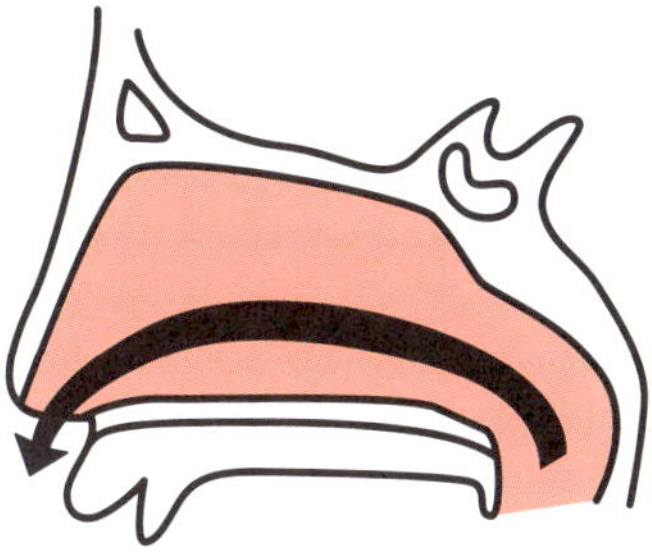

息を吐くときは下側の「中下鼻道」ルート

でしょう。

「鼻から吸う」だけでなく「鼻から吐く」のも大事

東洋医学では「鼻で吸って、口で吐く」呼吸を奨励しているが、私は賛成できない――と、第1章で述べました。

「鼻で吸って、鼻で吐く」。これに勝る呼吸方法はない、と私は考えます。理由は、**口で吐くと口の中が乾燥してしまう**からです。

ではなぜ、乾燥するとよくないのでしょうか。

それは、細菌やウイルスが湿気を苦手としているからです。湿度が加わると、病原菌の活力は一挙に下がります。毎年インフルエンザが流行する時期になると、「部屋の湿度を上げよう」と言われるのはそのためです。

鼻で吸った空気は温度だけでなく、湿度も高くなります。**口呼吸でも60〜75%とある程度の湿度になりますが、鼻呼吸はそれよりはるかに高い75〜90%**です。

これは、鼻腔内の粘膜の働きによるものです。

鼻粘膜は、広げるとなんと新聞紙1枚分もの面積を持っています。これが鼻腔内にコンパクトに収まるのは、細かいヒダが無数に入っているから。そのヒダの1つ1つを鼻粘液、つまり鼻水が満たしています。これが十分な湿り気のモトなのです。

では反対に、吐くときはどうなるでしょうか。

吸うときに多く水分を取り込むのなら、吐くときは多く逃がしてしまうのでは……と思われるのではないでしょうか。

しかし実は、その正反対。鼻で吐くと、水分が逃げないのです。

真冬の屋外では、吐く息が白くなりますね。このとき、口から吐いた場合と、鼻で吐いた場合ではどちらが白いでしょうか。当然、口のほうでしょう。

それは、口から吐く息のほうが水分を多く含んでいるからです。

鼻で吐いても水分が逃げないのは、鼻毛がせきとめてくれるからです。鼻毛は、ゴミをキャッチするだけでなく、水分を体内にとどめる役割もこなす働き者なのです。

吸いながらたっぷり加湿、吐くときも湿気を逃がさない無駄のなさ。**鼻呼吸**

は、**「水分のリサイクル構造」を持つ、エコな呼吸法**なのです。

そもそも、なぜ鼻の穴は2つあるのか

「なぜ、鼻の穴は2つあるのだろう」と、疑問に思ったことはありませんか？

これにはちゃんと、理由があります。

ひとつは、「におい」の方向を正確にとらえるためです。いいにおいがどちらから漂ってくるのか、イヤなにおいの発生源はどこにあるのか……。動物はそうして鼻をきかせることで、食料を見つけたり、危険を素早く察知したりできるのです。

そしてもう1つ、呼吸と深く関係する理由が、「ネイザルサイクル」と呼ばれるものです。

これは、**左の穴と右の穴とで、2〜3時間ごとに呼吸の役割を交代するシステムのこと**です。なぜこんなシステムが備わっているのか、どうやって制御しているのかはまだ解明されていないのですが、とにかく**鼻呼吸はいつも「どちらか一**

方の穴で」行われているのです。

このことは、意識しながらゆっくり鼻で呼吸するとわかるはずです。空気が主に出入りしているのは、どちらか片方であることに気づくでしょう。

その片方を指で押さえて、もう一方で呼吸しようとすると……できないわけではないものの、なんとなく空気の通り道が細いような印象を受けるのではないでしょうか。それは、その穴が「休憩中」である印です。

2つの穴を同時に働かせず、交代で休憩を入れる。実に合理的です。

というのも、人間の呼吸回数は実に1日2万回。しかも365日24時間、起きていても寝ていても、呼吸をやめるわけにはいきません。

ネイザルサイクルは、この労働を疲弊することなく続けるためのしくみなのです。

とはいえ、「休み」に入っている方の穴も、ただボンヤリしているわけではありません。

その間、鼻粘膜は充血して分厚く膨らみ、粘液を出します。そして鼻の中に入ったチリやゴミを絡め取って、線毛を動かして外に運び出す——そう、先ほど紹介した「掃除」をしているのです。働いている間に溜まった汚れを落として、交代時間が来たらまた働き始める、というわけです。

もしこの機能がなければ、両方の穴が同時に働き、同時に汚れます。口呼吸はまさにこの状態と言えるでしょう。口は鼻と違い、穴が1つしかないのですから。

自動洗浄機能のついている鼻と、汚れっぱなしの口。どちらが呼吸するのに向いているかは言うまでもありません。

鼻呼吸は、口の中にもメリットをもたらす

「汚れっぱなし」と言いましたが、それは口呼吸をした場合の話です。

何度か述べたように、口を開けて空気を出し入れすると、口内は乾燥します。それは言い換えると、唾液量が減るということです。

唾液には免疫グロブリンやリゾチームなどの抗菌成分が含まれていて、口内環境の清浄化に役立っています。もしこの作用が止まれば、あっという間に口は汚

れてしまうでしょう。

その様子を、私は医療現場で体験したことがあります。医師を始めた頃、私は救急集中治療に携わっていました。患者さんたちは、みな意識不明の状態が続いている方々でした。

意識がないと、筋肉は弛緩し、口は開きがちになります。眠った状態ですから、唾液の分泌量も減ります。すると口腔内は菌の巣窟となります。

そのため患者さんの口の中をスポンジでこまめに掃除しなくてはならないのですが、通常の濃度の消毒液では到底殺菌できないのです。原液の2倍、という極めて濃い状態でなければ効果が出ませんでした。

ここまで深刻な例でなくとも、**「口を開けることが口内を不潔にする」**というセオリーは万人に共通です。

これを防ぐ最良の方法は、やはり鼻呼吸をおいてほかにありません。

鼻で呼吸するなら、口を開けておく必要はなくなります。口を閉じれば、口の中の湿気が十分に保たれ、菌の増殖も防げます。

これだけで、**ドライマウスや口内炎、口唇ヘルペスなどが治る**こともあります。

鼻呼吸はこのように、口の中のトラブルにも効果を発揮するのです。

鼻呼吸の習慣があれば、歯並びも良くなる！

鼻呼吸が口におよぼす好影響として、もう1つ挙げられるのが「歯並び」です。

舌を上あごにしっかりつける「良い鼻呼吸」を続けていると、歯列が整うのです。

ただし、これは子供の頃から鼻呼吸をしっかり習慣づけることが前提条件。ドライマウスや口内炎と違って、長いスパンの話です。

とはいえ、「ウチの子の歯並びを良くしたい」と思う親御さんなら、ぜひお子さんに鼻呼吸を徹底させていただきたいところです。

「でも、どうして鼻呼吸をすると歯並びが良くなるの？」

と疑問に思われるでしょう。

それは、舌が上あごに密着するからです。

上の歯列を下から覗き込むと、Uの字形のアーチを描いています。**舌が上あごにくっつくと、このUの字の内側にすっぽり収まることになります。すると上あごの横幅が常に舌に押し広げられ、自然と左右にスペースができてきます。**

もしこの位置に舌がなければ、上あごの横幅は狭いままです。すると、歯が生え揃ってきたときに十分なスペースを用意できません。

生えてきた歯は、窮屈ななかで隣の歯と押し合いへし合いするうち、八重歯になってしまいます。

また、舌が上あごから離れてダラリと落ちていると、先端が歯の裏側に当たります。年中舌先で歯を押していると、出っ歯になってしまうこともあります。

つまりは、何をおいても上あごに舌をつけること。それが上の歯のスペース確保につながり、綺麗なアーチを作るコツです。

下の歯並びは上の歯並びに倣うので、全ての歯がきれいに並びます。

乳歯の間にこの習慣がつけば、永久歯も自然に整います。長い時間をかけて矯正器具をつける必要もないでしょう。

なおこのとき、**鼻呼吸と同時に「あおむけに寝る」習慣も徹底することが大事**です。第4章で詳しく述べますが、うつぶせ寝はさまざまなデメリットをもたらします。歯並びに関して言うと、顔が横向きになって片頬が布団に圧迫されるのが問題です。これが歯列を乱す元になるからです。

鼻で呼吸すること、舌を上あごにつけること、寝るときは仰向けを心がけること。この3つを、ぜひ親子間のルールにしてください。

口で吸うより苦しいのにも意味がある！

さまざまな鼻呼吸のメリットを述べてきましたが、ひとつだけ、口呼吸のほうが鼻呼吸より勝っていることがあります。

それは、鼻よりも口で息をするほうが楽だということです。

鼻の穴はネイザルサイクルの働きにより、常時片方しか働かないのは前述のとおり。しかも鼻毛があったり、鼻中隔が膨らんだりするので、吸うときにはいつも心持ち力を入れなくてはなりません。このことを「気道抵抗」と言います。

しかし、実はそのことに意味があるのです。**気道抵抗があると、身体が「しっかり吸わなくては！」と頑張るため、横隔膜を使って深く呼吸をするようになる**からです。口呼吸はその必要がないため、呼吸は浅く、速くなりがちです。

すると酸素の取り込みにも歴然とした差が出てきます。

口呼吸と鼻呼吸、それぞれの吸気が肺でどう処理されるかを見てみましょう。

ご存知のとおり、肺では酸素と二酸化炭素の交換作業が行われます。ただしこのとき、吸気の全てが使われるわけではありません。ガス交換を行うのは肺胞という組織で、それ以外の部分は「死腔」と呼ばれるデッドスペース。肺胞に触れない吸気は、ただ入って出るだけです。これが成人の場合、1回の呼吸ごとに150ml発生します。

ここで、浅く速い口呼吸を250ml×20回行った場合を考えてみましょう。

死腔の150mlを除くと、1回の換気量は100ml。20回で合計2000mlです。

では、深くゆっくりした鼻呼吸を500ml×10回行った場合はどうでしょう。

死腔の150mlを除いた1回の換気量は350ml。これを10回で、合計3500

０mlです。

呼吸した空気の総量は両方とも５０００mlですが、酸素の取り込み量は段違いです。

一見楽に見える口呼吸が、実は非効率なものであることがわかるでしょう。

鼻呼吸は、その正反対です。トレーニングをすれば身体が鍛えられるのと同じく、呼吸も「楽に流れない」ことが、よりよい結果につながるのです。

第4章

「あいうべ体操」&「口テープ」で始まる鼻呼吸生活

始めたその日から変わる！「あいうべ体操」

「口呼吸をやめて、鼻で呼吸をしよう」

私の言いたいことは、この一言に集約されます。

鼻で息をするよう心がける。これだけなので実に単純です。

しかし口呼吸が習慣化している人は、心がけるだけではなかなか変われません。時間が経つとついつい忘れて、ポカンと口を開けてしまうのです。

それはなぜか。ひとえに、トレーニングが足りないからです。

口呼吸は鼻呼吸より楽である、と前章でお話ししました。

それは逆に言うと、鼻呼吸は口呼吸より「ちょっと力が要る」ということです。鼻呼吸しかできない他の哺乳類と違い、人間は口呼吸も「できてしまう」哺乳類であることも、すでに述べたとおりです。

そうなると、つい身体は楽な方に流れて、口で息をしがちになります。

すると口の周りの筋力が落ちて口が開き、ますます口呼吸になってしまうのです。

その流れを防ぐために私が考えたのが、**「あいうべ体操」**です。**筋力をつけることにより、口を常にきちんと閉じ、鼻呼吸を習慣化できるようにするためのトレーニング**です。

やり方はいたって簡単。

①「あー」と口を縦に大きく開く
②「いー」と口を横に大きく開く
③「うー」と口を前に突き出す
④「べー」と舌を突き出して下に伸ばす

ゆっくり、しっかりと、これを1日に最低30回繰り返す——たった、それだけでいいのです。

極めて単純な体操ですが、効果は抜群。

この体操を始めた患者さんの病状が、見違えるほど良くなっていくのです。

何年も悩んだ花粉症が数日で治った人。しつこい皮膚炎が数ヶ月で消えた人。ほかにもリウマチ、肝炎、潰瘍性大腸炎、うつなどの「口呼吸病」が、嘘のように治っていったのです。

なぜこんな簡単なことで治るのか、不思議に思われるでしょう。

その秘密をひもといていくことにしましょう。

「口周り＋顔・舌・首」を徹底トレーニング！

「あいうべ体操」の4つの動作は、それぞれ別の筋肉を刺激します。

「あー」→開口筋群や舌骨筋群など、口周りと、舌につながる筋肉

「いー」→口角挙筋、笑筋、大頬骨筋、広頸筋など、口周りと顔と首の筋肉

「うー」→口輪筋。口をしっかり閉じる力のポイントとなる筋肉

「べー」→外舌筋、内舌筋、茎突舌筋など、舌そのものの筋肉

口の周り、顔、首、そして舌。「あいうべ体操」で鍛えられる場所は、意外に広範囲だということがわかります。

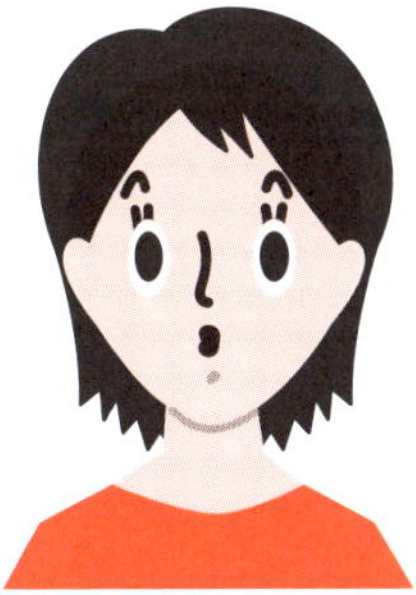

「うー」と口を前に突き出す

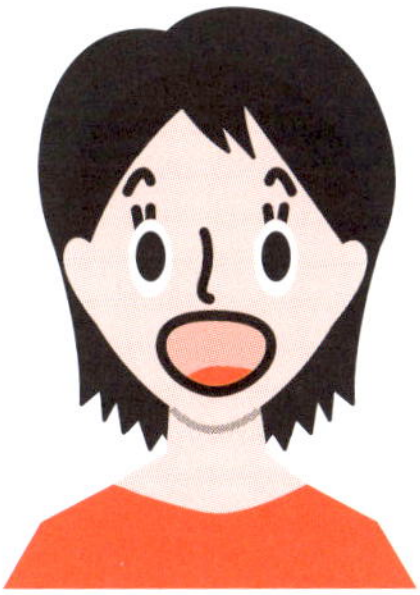

「あー」と口を縦に大きく開く

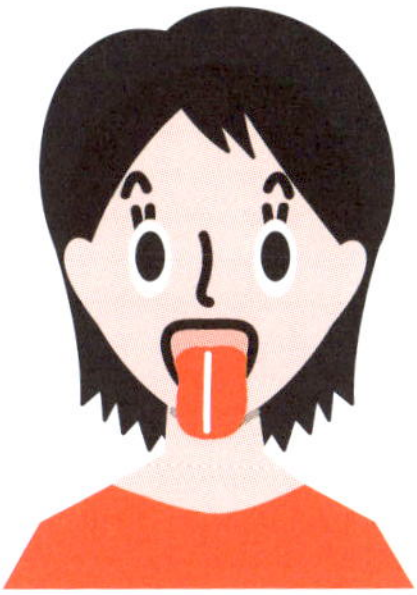

「べー」と舌を出して下に伸ばす

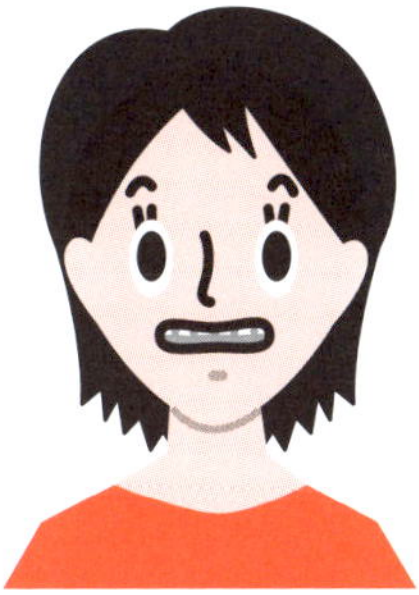

「いー」と口を横に大きく開く

▲鼻呼吸を習慣化する「あいうべ体操」

しっかり、ゆっくりと、この4つの動作を1日30セット繰り返す。10セットを3回など、分けて行っても良い。

体操で〝隠れ口呼吸〟を改善しよう

「口を閉じて鼻呼吸をするのが目的なのに、顔や舌のトレーニングをしなくてはならないのはなぜ?」と、不思議に思う方もいるでしょう。

その答えは、**「隠れ口呼吸」を改善するため**です。

隠れ口呼吸とは、鼻呼吸をしているつもりで、実は口呼吸になっている状態のこと。

口を一応閉じてはいても、顔や下あごの筋力が弱いためにいつのまにか口が開き、口呼吸になるケースはとても多く見られます。

ところが、本人にその自覚がないのが困りもの。「私は鼻呼吸できてます!」と言う人が実は口呼吸だった、ということもしょっちゅうです。

「だとしたら、もしかして自分も……?」と思った方は、左ページのチェックリストで確かめてみましょう。当てはまる項目が多いほど、口呼吸の傾向ありです。

▼「隠れ口呼吸」チェックリスト

- □ 1 いつも口を開けている
- □ 2 口を閉じると、あごに梅干状のシワがある
- □ 3 下唇が突き出ている
- □ 4 唇が乾いて荒れやすい
- □ 5 食べる時に音をたてる
- □ 6 起床時に喉が痛む
- □ 7 左右の目の大きさが違う
- □ 8 いびきや歯ぎしりをする
- □ 9 口臭が強い
- □ 10 喫煙している
- □ 11 激しいスポーツをしている
- □ 12 出っ歯気味
- □ 13 舌の両サイドが波打っている
- □ 14 舌に厚い舌苔がついている
- □ 15 鼻血がよく出る
- □ 16 二重あごになっている

意外なところでわかる、口呼吸の特徴

チェック項目の中には、「なぜこれが口呼吸の兆候になるの?」と疑問を感じるものもあったと思います。その理由を説明しましょう。

2の「梅干状のシワ」が出るのは、下あごに力を入れないと口を閉じていられない証拠。つまり、普段は口を開けていることが多いということです。3・4の「唇」の特徴は、口呼吸が口内だけでなく、唇にも乾燥を起こしていることを示しています。5はいわゆる「クチャラー」と言われる食べ方。食べながら口で息をしているので、音がたってしまうのです。

7「左右の目の大きさが違う」は、口元がゆるんで歯並びやかみ合わせが悪くなり、顔の対称性が崩れるせいで起こります。同じ理由で、左右の口角の高さに違いが出てくることも。10の「喫煙」は、たばこを吸うこと自体がズバリ口呼吸。しかも身体に悪い煙を吸うので、ただの口呼吸よりリスク大です。

13のように舌の両サイドが波形になるのは、下の奥歯といつも接触していて、

その歯型がつくせいです。こうなるのは、舌が上あごにつかずにダラリと落ちる「低位舌」が原因。舌が上あごに密着していれば歯型もつかず、14のように厚い舌苔がつくこともありません。

――以上からわかるのは、**口を閉じようとするだけでは鼻呼吸にはならない**、ということです。

あごに「梅干」を作っている筋力不足の人や、舌に歯型のつく低位舌の人が頑張って口を閉じたとしても、すぐに疲れて口が開きます。そして本人も気づかぬうちに、口呼吸になってしまう。だからこそ口周りとあご周りのトレーニング、とりわけ**「舌を鍛えること」が必要**となってくるのです。

とにかく舌を鍛えるのが決め手！

ここでひとつ質問です。

口を閉じた状態で、あなたの舌の先はどこに当たっていますか？

①上あご

②上の歯の裏
③下の歯の裏、あるいはどこにも当たらない
理想は①ですが、これに当てはまる人は少数でしょう。ほとんどの人は②ですが、これは舌の筋肉が弱まった状態です。③となると、かなりの「低位舌」。舌の位置のわずかな違いが、病気になるかならないかの境目となるのです。

左ページの下のように、舌の先が前歯の裏や、歯と歯肉の境目に当たっていると、あごが動きにくくなります。すると咀嚼筋や口輪筋（口を閉じる筋肉）の力も弱まります。するとますます口を閉じていることができなくなります。

では、舌の本来の位置とはどこでしょうか。まず**前歯の付け根に舌先を当て、徐々に後方にずらしていきましょう。しばらくすると、口蓋が上にむかってカーブし始めるはず。そこが硬口蓋です。そこに舌の表面全体が密着するのが正しい位置です。**

「えっ、こんな位置に!?」と思われるかもしれませんね。これまで低位舌だった人には、かなり不自然に感じられるでしょう。ずっとこの位置をキープするのは辛い、と感じる人も多そうです。そう感じた人は、ワンセットだけ、ゆっくり

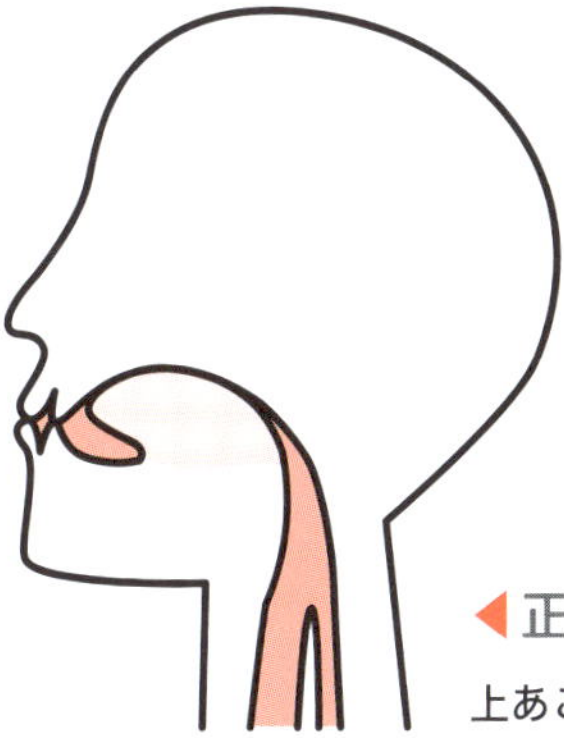

◀正しい舌の位置

上あごに舌がピッタリついている。

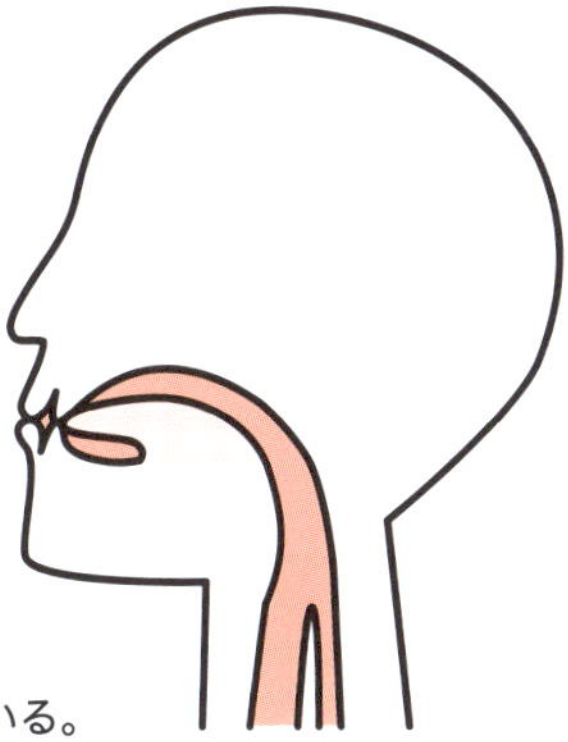

▶口呼吸の人に多い
舌の位置（低位舌）

舌先が上前歯の裏側に当たっている。

「あいうべ体操」をしてみてください。

……どうでしょうか。これまで前歯の裏についていた舌先が、前歯から離れて上あごに触れていませんか？

1度舌をしっかり動かしただけで、これだけ変わるのです。

毎日「あいうべ体操」をするとだんだん筋力がついてきて、自然に舌を正しい位置に収めることができるようになっていきます。

「口を閉じる」＆「舌を上げる」、どちらが欠けてもNG▼

舌の正しい位置への違和感をぬぐいきれない人は、こんな風に考えがちです。

「舌の位置を直すのは大変そうだから、頑張って口を閉じるだけにしよう。うっかり開かないようにいつも意識すれば、大丈夫なのでは？」

残念ですが、それは難しいと言わざるを得ません。

私自身も最初の頃は唇さえ合わせておけばいいと考えていたのですが、下がった舌を口周りの筋肉で支えるのはかなり骨が折れることがわかってきました。

81ページの図を見てもわかるとおり、舌は大きな肉の塊です。これがダラリと落ちたとき、弱まっている口周りの筋肉でその重みを支えるのは至難の業です。

舌が下がると、姿勢も悪くなります。

舌が下がる↓重みで顔がうつむく↓猫背になる↓身体が疲れる↓気力も落ちる……といった弊害を積み重ねつつ、最終的に口も開いてしまうでしょう。

舌を上あごにつけると、こうしたことは一切起こりません。極端なことを言うと、**舌が上あごに密着すれば、口を開けても口で息をすることはできません**。舌に外界と気道の間をふさがれて、鼻で呼吸するしかなくなるからです。

……と言うと、今度はこんなことを言う人がいます。

「それなら舌を上げさえすれば、口を開けっぱなしでもいいのでは?」

残念ながらこれも、賛成できません。

実は、鼻で呼吸するだけでは「口呼吸ではない」とは言えないのです。

口呼吸は、口で息をすることだけを意味するのではなく、「口が開きっぱなしであることによって口内が乾燥している状態」をも含みます。口内が乾燥していては、口呼吸をしているのと何も変わらない、というわけです。

口を閉じることと、舌を上げること。どちらも、鼻呼吸の必須条件なのです。

「え〜」ではなく「べ〜」に意味アリ

「あいうべ体操」は、その両方を満たすためのトレーニングです。

4つの動作のうち、**口を閉じる力をつけるのにもっとも効果的なのは「う〜」**です。唇をとがらせて前に突き出せば、口の周りの口輪筋が鍛えられます。

もちろん「あ〜」や「い〜」も、口輪筋の強化に大いに役立ちます。

しかしここまでの3動作では、舌を鍛えることはできません。

この体操が「あいうえ体操」でも「あいうえお体操」でもなく、「あいう『べ』」である意味はここにあります。

「べ〜」と舌を伸ばすことによってはじめて、舌に筋力がつきます。そういう意味では、4つのうちでもっとも重要なのが「べ〜」だと言えます。

舌を思い切り下方へ伸ばすと、舌の付け根が少し痛むかもしれません。しかしそれくらい強く行ったほうが効果が上がります。毎日繰り返すうち、より長く、しっかり伸ばせるようにもなってくるでしょう。

慣れてきたら、真下に伸ばすだけでなく、左や右、前などに向かって伸ばすのもおすすめです。角度を変えることによって、あらゆる舌筋が鍛えられます。

5秒のワンセットを30～60回。時間もお金もかからない！

「あいうべ体操」の長所は、その「手軽さ」にあります。

道具もテクニックも必要ナシ。「あ・い・う・べ」と大きく口を動かすだけですから、時間も1回につき5～10秒程度ですみます。これを30回繰り返すと、トータルの所要時間は3～5分です。

30回というのは、少なくとも1日にこれだけはしましょう、という最低ライン。最初のうちは、30回ぶん済ませると口の周りが疲れるはずです。翌朝、筋肉痛が出ることもあるかもしれません。

負担に感じないようにするには、一度に30回こなそうとしないこと。とくに、慣れない間にいっぺんにやろうとすると、疲れが出て三日坊主を招くモトになります。朝晩2回、あるいは朝昼晩の食後に10回ずつ、というふうに回数を小分けすると、無理なく続けられます。

個人差があるものの、3ヶ月も続ければ、ほとんどの人が何らかの変化を実感できます。クリニックに来られる患者さんの9割は低位舌の状態から始まりますが、**3ヶ月後には8割の人が舌を正しい位置に定めることができるようになります**。

それに伴い、病状も好転していきます。しかも**持病だけでなく、体調全体が良くなっていく**のです。

「あいうべ体操」を指導するようになってから、薬の処方が激減したことには自分でも驚いています。「あちこちの病院でもらっていた何種類もの薬が、『あいうべ体操』を続けるうちに1つ、2つと減り、ついにゼロになりました」と喜びの声を頂いたことも数知れず。「薬代がかかって仕方ない！」と困っている人こそ、コストがゼロの「あいうべ体操」をぜひ試していただきたいところです。

おすすめは入浴時。寒い外気の中では避ける

「あいうべ体操」は、基本的にいつでもできます。起床時にするもよし、食後にするもよし、家事をしたり、テレビを見たりしながらするもよし。

ただし**毎日行う習慣をつけるには、「いつ、どこでやるか」を自分の中でルール化しておいたほうがよい**でしょう。たとえば「就寝前」と決め、それをしばらく続ければ、パジャマに着替えた時に「あいうべの時間だ！」と反射的に思い出せるようになります。「歯磨きの前」なら、洗面所に立って鏡を見た瞬間、「あいうべをしなくっちゃ」と思えるでしょう。

それをいつ、どこにするかは人それぞれで自由なのですが、私がひとつ**おすすめするとしたら「入浴タイム」**が良いと思います。

「あいうべ体操」は大きく口を開けるので、その間はどうしても口中が少し乾燥します。その点、湯気がいっぱい立っている浴室ならば心配いりません。ポカポカと暖かいので、口内が冷えることもありません。

また、浴室にはたいてい鏡があるので、体操しながら口の動きを見ることができます。「あ〜」できちんと喉の奥まで口を開いているか、「い〜」で奥歯が見えるくらい開いているか、などを確認しつつできるのが良いところです。誰もみていないので思い切り顔を動かせる点も、好都合と言えるでしょう。

逆に、**おすすめできないのは、寒く乾燥した屋外**です。

散歩やウォーキングをしながら「あいうべ」をできたら効率的、と考える方は多いのですが、外気が口の中に飛び込んで、あっという間に乾燥し、唾液の分泌量が減ってしまいます。

とりわけ、**避けたほうがよいのは真冬**です。この季節は「あ〜」と言うだけで息が白く見えますが、それは身体から熱と水分が逃げている証拠。乾燥と冷えを防ぐためにも、『あいうべ』するなら屋内で」と心がけましょう。

寝ている間は「口テープ」が必需品

口を閉じるよう心がけて、そのために毎日頑張って「あいうべ」もして、これでも万全――かと思いきや、そこは油断大敵です。

「睡眠中」という手ごわい時間帯があるからです。

寝ている間は、口を閉じるよう心がけることはできません。しかも口や舌の筋力が不十分な間は、眠ると口が開きやすくなります。1日の3分の1を占めると言われる睡眠時間中、ずっと口が開いているとしたら効果激減です。

とくに、朝起きた時にこんな状態になっている人は要注意です。

・口の中や喉が乾いている
・口臭が強い
・喉がイガイガ、ヒリヒリする
・たっぷり寝たはずなのに疲れている
・いびきをかいていた、歯ぎしりしていた、と指摘される

あてはまる人は、睡眠中に口呼吸をしていると考えて間違いありません。たっぷり寝たはずなのに疲れるのは、口呼吸のせいで交感神経が緊張してしまい、睡眠の質が落ちてしまったせいです。いびきや歯ぎしりも、口が開いていたことをうかがわせる兆候です。では、これを防ぐにはどうすればよいでしょうか。

答えは「マウステーピング」です。**口にテープを貼って開かないようにすればいい**のです。医療用の10～20ミリ幅の紙テープを5センチ程度の長さに切り、唇の真ん中に縦に1本貼って、そのまま就寝しましょう。

テープを剝がすときに痛い場合は、唇に貼る前に布団に数回貼って剝がす、を繰り返すと粘着力が落ちてマイルドになります。いずれにしても、きつくとめる必要はありません。軽く唇をふさぐことができればOKです。

お子さんに貼る場合は、5歳以降がおすすめです。もしものときにすぐはがせるよう、両端を折り曲げて全部密着しないようにしておくとよいでしょう。

なお、マウステーピングはあくまで一時的な対策です。口をしっかり閉じることができるようになれば、寝ていても口は開きません。**「早く自力で口を閉じられるようになって、テープから卒業しよう！」**という気持ちでいましょう。

うつぶせ寝は鼻呼吸の敵

前章で歯並びについて触れた際に、仰向けで寝ることをおすすめしました。

しかし世の中では「うつぶせ寝がよい」とする意見もあります。10年ほど前、うつぶせ寝がマスコミで取り上げられてブームになった時期もありました。その際、「四肢動物は本来みなうつぶせで寝ているから、人間も本来はその姿勢が正しい」という医師の意見がさかんに紹介されていたように思います。

しかしこれは正しいとは思えません。

哺乳類は眠るとき、うつぶせ以外にもさまざまな姿勢をとりますが、基本的に顔は前を向いています。犬がふせる姿を見ると、前足を前に出して、その間にあごを置いています。そのとき鼻先は正面を向いています。四足歩行の動物にとっては、これが自然な寝方です。

しかし人間は直立二足歩行へと進化したため、首のつき方が犬とは違っています。うつぶせに寝ると顔が真下を向いてしまうのです。これでは顔全体、とりわけ鼻が圧迫されてしまい、眠れたものではありません。ですから人間はうつぶせで寝るとき、左右どちらかに顔を向けています。

すると顔の片方が圧迫されて、歯並びが歪んでしまうのは既にお話ししたとおりです。

弊害はそれだけではありません。顔の対称性も歪んでしまうのです。左右の目の大きさが変わったり、口角の高さが違ってきたり。顔やあごの歪みは身体全体にも影響し、痛みやコリの原因にもなります。

何より問題なのは、**頬が枕に押し付けられることで口が開いてしまうこと。しかも鼻腔も狭くなるので、鼻で息がしづらくなります**。もしこのとき口にテープを貼っていたら、苦しくなって無意識のうちに剝がしてしまうでしょう。つまり、口呼吸になってしまうということです。

「睡眠時無呼吸症候群」とうつぶせ寝との関係▼

ちなみに、「睡眠時無呼吸症候群」の人はうつぶせ寝をすべし、とすすめる医師もいます。

睡眠時無呼吸症候群は、眠っている間に呼吸がしばらく止まってしまう病気です。数秒静かになって、いきなり激しいいびきとともに呼吸する、ということを一晩に何度か繰り返すのが特徴。睡眠の質が著しく下がるため、寝たはずなのに昼間も眠くなりがちです。

原因のひとつとして、仰向けに寝た時に舌根や軟口蓋が重力に従って落ちてきて気道を閉塞する、ということが挙げられます。

だからうつぶせで寝るべし……というのが「推奨派」の意見ですが、私に言わせれば、これはその場しのぎの方策にしかなりません。**うつぶせに寝ることでいびきが止まっても、それで病気が治ったことにはなりません**。

根本的に治療するなら、やはり「あいうべ体操」を通して口と舌を鍛えるのがベストです。

舌が鍛えられて正しい位置につけば、睡眠中に舌根が喉の奥に垂れ下がる心配はありません。

また軟口蓋に関しては、「口蓋帆挙筋」という筋肉を鍛えることが有効です。それには、「あいうべ」の「あ」を重点的に行うのがおすすめ。口蓋垂（いわゆる「のどちんこ」）が見えるくらいに口を大きく開けて「あ〜」と声を出しながら行うと、口蓋帆挙筋がしっかり鍛えられて軟口蓋の垂れ下がりを防げます。

鼻づまり対策①ツボ押し

「鼻炎で鼻が詰まっているので、鼻呼吸ができない」という人もいるでしょう。第2章で述べたように、鼻炎になる原因も口呼吸にあります。口呼吸が鼻炎を招き、口で息をするしかなくなり、それがさらに鼻炎を悪化させる、という悪循環に陥っているわけです。

この状態の人は、**「あいうべ」の前に一瞬でも鼻を通す作業が必要**です。

そんなときに役立つのがツボ押しです。これからご紹介する3つのツボを、押さえてみましょう。

睛明は左右の目頭と鼻の付け根の間に、迎香は左右の小鼻の横のくぼみにあります。四白は瞳の中心の真下、下まぶたの骨の縁から1センチ下にあります。

それぞれのツボを、左右の手を使って、人差し指の腹でギューっと押さえると、わずかの間スーッと鼻が通ります。持続時間はだいたい20秒〜数分程度。この間に、「あいうべ」を行いましょう。

毎日繰り返すうちに、ツボ押しの効果が長く続くようになり、ゆくゆくは鼻づまりの症状自体も緩和していきます。

焦らずじっくり「あいうべ」を行って、鼻炎の解消へとつなげましょう。

鼻づまり対策②馬油《バーユ》

ツボを押しても鼻づまりが治らないときは、次の手があります。**液状の「馬油」を、朝昼晩の3回、鼻の中に垂らす**ことです。

馬油というと、古くから火傷やひび、あかぎれなどの薬として使われてきたものです。最近はシミやシワへの効果が着目され、スキンケア用品として愛用する人も多いと聞きます。いずれにせよ、一般的には「塗る」もの、と思われていることでしょう。

それを鼻から入れるというと、驚かれるかもしれませんが、火傷に効くということは、炎症を抑える効果があるということです。従って、鼻炎にも大いに効果を発揮するのです。

馬油は人の皮脂に近い成分を持っていることもあり、人体ととても親和性が高いのが特徴です。副作用などもなく、安心して使えます。

適量は、1回につき0・5cc程度。点鼻したあとは30秒ほど顔を上げておき、しっかり鼻の奥まで届けましょう。鼻腔に油の膜が張られて、潤いもキープできます。

アレンジ版①「いーうー体操」が便秘に効く!?

「あいうべ体操」の4つの動作のうち、「あ」と「べ」は口を大きく開くので、あごの関節を使うことになります。顎関節症などで、口を開けるとあごが痛む人にとっては、この動きは少々辛いかもしれません。

そんな場合は、「いー」「うー」だけを行いましょう。これだけでも効果は十分発揮されます。「あいうべ」30回ぶんの時間に相当する5分から10分、この2つの動きを続けてみてください。

すると、「いーうー体操」独自の効果も実感できます。

「あいうべ」と違って口を開けないので、口の中の湿り気がキープされるだけでなく、唾液がどんどん分泌されるのです。

私自身の経験で言うと、パソコンを使う時間が長いせいで目が乾いて困っていたのですが、そのつど「いーうー体操」をしてみると、唾液が出ると同時に涙で目も潤って、不快感がピタリとおさまりました。

さらには、なんと**便秘にも効きます**。会議中に、「いーうー体操」を1時間みっちり行ったところ、翌日に1日3回、ドッサリ出て驚きました。口の中と腸は、消化管でつながっています。唾液が出るのと同じように、腸でも腸液が出て潤い、便が送られやすくなって、お通じが良くなったのでしょう。

ただ、「いーうー体操」の動きでは、舌を鍛えることはできません。

そこで代わりに、次の動きをしましょう。

①唇を閉じたまま前歯と唇の間で舌を左右に滑らせる

②左右の頬の裏側に舌を押し付ける

①は1日30往復、②は20往復行えば、十分に舌を鍛えられます。

アレンジ版②「あいうべ歯磨き」

食後、歯磨きをする前か後を「あいうべタイム」にしている人は多くいます。そんな人はよく、「この時間を一緒にできないものか?」と考えるそうです。嬉しいことに、それは可能です。

そもそも歯磨きと、「あいうべ体操」の動きはよく似ています。奥歯の上部のくぼみを磨くとき、口は「あ」の形になります。歯の側面を磨くときは、「い」と横に開くことになります。

この動きを活用して、歯磨きと「あいうべ体操」を合体させた「あいうべ歯磨き」を考案されたのが、福岡県太宰府市で歯科医院を開業しておられる大田秀人先生です。ここで、その方法をご紹介しましょう。

①「あ」: 奥歯の上を磨きながら、いつもより大きく口を開ける。磨いている間、少し頬が疲れるくらいまでその状態をキープ。

②「い」: 奥歯の横を磨きながら、首筋に力を入れて緊張させる。

③「う」：口を尖らせすぎず、力を入れながらも少しアヒル口のようにして唇を開き、前歯を磨く。

④「べ」：伸ばした舌を歯ブラシで優しくなでるようにこする。

最後の「べ」で行う舌磨きは、インフルエンザを予防する効果もあります。冬場に「あいうべ歯磨き」で口を鍛えると同時に口内をきれいにすれば、風邪を撃退する態勢は万全です。

予想外の「美容効果」——美アゴになる！　顔がスッキリ！

「あいうべ体操」は、口呼吸がもたらす病気を治すために考案したものです。それに関してはもちろん、予想どおりの——予想を超えるほどの効果があったのですが、それ以外にも思わぬメリットがあることがわかってきました。

それは「キレイになる」ということです。

顔のむくみが取れた、小顔になった、口角がキュッと上がった、二重あごが取れて横顔がシャープになった……などの声が続々。実際、患者さんたちの顔は軒並み明るく、スッキリしていました。

美容効果があるとは考えてもみなかったので最初は戸惑いましたが、思えばこれは自然なことです。口呼吸によってゆるんでいた顔の筋肉が鍛えられたことで、顔やあごのラインも整っていったのでしょう。

そう考えると、これは**「美しくなった」というより、「本来の顔になった」**というべきかもしれません。口呼吸をしていたときの顔が、本来の顔立ちよりも美しくない、ウソの顔だったのです。

口呼吸をすると下唇がだらしなく突き出たり、あごに梅干のようなシワが出たり、左右の目の大きさが変わったりと、あまり美しいとは言えない顔立ちになります。これは口輪筋や咀嚼筋、表情筋がしっかり使われていないせいです。目の下の筋肉が動かないので、目がはれぼったくなることもあります。口を開けているせいで唇も乾きます。

「あいうべ体操」をすれば、これらがすべて解決します。

スッキリしたフェイスライン、口角の上がった明るい表情、うるおった唇。女性の方々なら（もちろん男性でも）ぜひ目指したいところではないでしょうか。

肩こり、冷え、高血圧、痔まで治った例も

予想外の効果はそれ以外にもたくさんあります。

私はクリニックに来院される患者さんだけでなく、地域の小学校でも「あいうべ体操」の指導をしています。「あいうべ体操」の知名度が上がるに従って、一般の方々や、医師を対象にした講演も行うようになりました。

また、歯肉炎やペリオなど、歯のまわりの炎症が危険であるという話をしている関係上、歯科医の方々を対象に講演をすることは頻繁にあります。

そこで知り合った歯科医の方が自分の患者さんに伝える、といった形で、私の知らないところで「あいうべ体操」を行う人も増えてきました。

そんな「見知らぬ患者さん」からも、直接間接に、成果報告が届きます。

ドライマウスが治った、鼻が通るようになった、身体が冷えなくなった、いびきをかかなくなった、といった声はまだ予想の範囲内ですが、

「しつこい肩こりが治った」

「高かった血圧が正常値に近づいた」「痔が治った」

との声には驚きました。

推測するに、肩こりの解消は首の筋肉を鍛えたことと、首まわりの血流が改善したことによると思われます。高血圧は、口で浅く短く呼吸していたせいで脳に十分な酸素や血液が届かず、自律神経のバランスが狂ったのが原因だったのでしょう。これも鼻で深く呼吸できるようになれば解決します。

痔が治ったケースは、おそらく「いーうー体操」で便秘が治るのと同じ理由で、腸の中が潤ってスムーズに排泄出来たからだと考えられます。

このように、「あいうべ体操」は私の予測の範囲を大きく超えて、大きな病気も小さな不調も解決できる力を持っていることがわかりました。

もし今あなたが、身体のどこかに不調をかかえていたら、そして「口で呼吸しているかも」と思ったら……ぜひ、「あいうべ＋鼻呼吸」の生活を始めてみてはいかがでしょうか。

第5章

「口呼吸グセ」を直して鼻呼吸を定着させよう

スポーツと口呼吸——アスリートは「健康的」か？

口呼吸の怖さを知り、鼻呼吸を目指して「あいうべ体操」を始める。

そのときあなたは、「鼻呼吸生活」の入口に立っています。それを本格的に軌道に乗せるには、鼻呼吸をキープする工夫と心がけが必要となります。

日常生活の中には、「口呼吸に戻ってしまうきっかけ」がたくさんあります。この章では、そんな口呼吸グセを招く生活習慣をピックアップし、それらとどうつき合っていくかをお話ししましょう。

まず、トップバッターとして出てくるのは——スポーツです。

「嘘でしょう⁉　運動と言えば健康的なイメージなのに」

と戸惑う方も多いかもしれませんね。しかしこれは本当のことです。

ある医学雑誌によると、北京オリンピックに参加した選手のうち、実に12％が喘息の傾向を持っていたとのこと。一般人のなかの喘息患者の比率は４％ですから、かなり高い数字と言えます。アスリートは、決して健康的ではないのです。

これは明らかに、**激しい運動がもたらす口呼吸のせい**だと思われます。

マラソン中継を見ていると一目瞭然ですね。選手たちはみな、最初は口を閉じていても、10km、20kmと進むうちに苦しげな顔になって口が開きます。

これは血中に酸素を送り込む必要が生じたために起こる現象です。マラソンだけでなく、**持久力を必要とする全ての運動は口呼吸を招きます**。ひと試合に長い時間をかけるテニスやサッカー、バスケットボールなどにも同じことが起こります。一般の人も、ジョギングをしたり、駅の長い階段を上がったりすると、つい口呼吸になってしまうでしょう。

とはいえ、「口呼吸になるから運動はするな」とは言えません。スポーツは多くの楽しみももたらしますし、健康維持のためには適度な運動が有効、ということもまた事実です。

ここで大事なのは、**運動をすると口が開きやすいことを「意識する」**ことです。口呼吸は一時的なものなら、大きな問題にはなりません。自分の口呼吸に気づかず、習慣的に口で息をすることが健康を損なうのです。

スポーツをしている間もできれば鼻呼吸を心がけるのが理想ですが、それが難しい人も多いでしょう。
ですから、運動の間は口呼吸をしていることを自覚して、終わった後は意識して口を閉じるのが一番です。

水泳は敵？　それとも味方？

数あるスポーツの中でも、水泳は筋金入りの「口呼吸運動」と言えるでしょう。水泳選手の息継ぎを見ると、水から顔を上げて、激しく口から息を吸っています。

では水泳は健康に悪いのか——というと、不思議なことに「喘息に効く」とも言われています。実際に、水泳を行って改善したという例は数多くあります。

これは一体どういうことか、と思って調べてみたところ、インターネットで見つけた外国の文献がヒントを与えてくれました。

そこには、「水に顔をつけているときは無理やりでも口を閉じることを強制される。そして二酸化炭素に対する耐性ができる」と記されていました。

つまり口を開けているときではなく、閉じているときに意味があったのです。泳ぎながら、口をしっかり閉じる練習ができる、ということです。それが喘息の改善を促したのでしょう。

それに加えて、プールの中では湿気は十分すぎるほど足りています。口で息を吸っても、口の中が乾燥する心配はありません。

とはいえ口呼吸のリスクが全くないわけではありません。ほかの運動をするときと同じく、「終わったら口を閉じる」ことを心がけることが大切です。

楽しく吹奏楽を始めたはずが不登校に!?

口呼吸になるきっかけとして、意外と**見過ごされがちなのが「音楽」**です。カラオケで歌を歌うと、その間はもっぱら口で息をすることになりますね。学校の部活で合唱などをする場合も同じです。

さらに**リスクが高いのが吹奏楽**。口から強い力で楽器を吹き、息継ぎでは激しく空気を吸い込むことになります。それが思わぬ不調や疾患を呼び込むことになります。

この現象に気づいたのは、実際に吹奏楽が原因で不調をきたす患者さんが多かったからです。

高校に入ったとたんにアトピー性皮膚炎を発症した、ある男子がいました。これまでの生活状況との違いを聞くと、高校から吹奏楽を始めた、という話。そこで、「部活の時間が終わったら、必ず口を閉じること」「1日30回、『あいうべ体操』をすること」、この2つをしっかり守ってもらうことにしました。

すると、わずか3週間でアトピーが消えたのです。

もう1例、クラリネットを始めた高校生の女の子の場合は、さらに深刻でした。吹奏楽部に入ってはりきって練習していたはずなのに、なぜか突然不登校になってしまったのです。ベッドから出られない状態だということで、お祖母さんが私のところに相談に来たのが受診のきっかけとなりました。

これまた、解決はあっという間でした。

「あいうべ体操」と夜間のマウステーピングで、4週間後には登校できるようになり、部活にも復帰。心配していたご家族も一安心です。

このように**「なぜか学校に行けない」「なぜか気力がでない」という状態になったら、心の悩みよりもまず口呼吸を疑ったほうがいい**でしょう。心の問題にフォーカスしてしまうと、実際よりも話が深刻になってしまいがちです。気持ちも体調も、実は呼吸ひとつでこんなにもガラリと変わるものなのです。

おしゃべり好きな人は要注意

患者さんの中にはよく、話し好きな方がいます。そして例外なく、口呼吸です。ですから、あまりにも話に花が咲きそうなときには「○○さん、チャックですよ」と口にチャックをする仕草をしながら注意を促しています。

このように、**おしゃべりが好きな人はほぼ100%口呼吸のクセがついている**といっていいでしょう。

夢中になっておしゃべりをすると、口は当然開きます。そして言葉を発している間は、口から息を吐くことになります。

長いセンテンスをまくしたてる間に息が切れたら、息継ぎも口でしてしまうでしょう。いったん口を閉じて鼻で息継ぎ……などという、まだるっこしいことをする気にはなれないに違いありません。

こうした無類のおしゃべり好きは、やはり女性に多いと思われます。

女性は男性よりも「身体が冷える」ことに悩みがちですが、このことも決して無関係ではありません。

女性の身体はもともと男性より筋肉が少なく、身体を温めるしくみが弱いものです。そこへ持ってきて、友達と集まっておしゃべりに興じていると、**口呼吸で身体の中がどんどん冷やされてしまう**のです。

――と言いつつ、実は私も男性にしてはよくしゃべる方です。ですから話し好きの人の気持ちはよくわかりますし、「おしゃべり全面禁止」などと言うつもりは毛頭ありません。

大事なのは、自分ひとりの時間もきちんと持って、その間は鼻呼吸を心がけること。会話中も、自分が発言していない間は口を閉じ、鼻で呼吸することです。

スポーツや吹奏楽と同じく、口呼吸をする時間とそうでない時間をしっかり分けることが大切なのです。

妊娠、出産がきっかけになることも

女性と縁の深い「口呼吸のきっかけ」はほかにもあります。

それは妊娠と出産です。**大きなお腹を抱えて歩くのは筋力の弱い女性にとって大変な作業ですから、すぐに息が上がって口呼吸になってしまいます。**

また産院では出産に備えて、吸った息を「ヒッ、ヒッ、フー」と吐く呼吸法が指導されます。

さらには、**臨月になると仰向けに寝ることが難しくなって横向きに寝るようになります。すると顔が圧迫され、睡眠中に口が開きやすくなります。**

そして、赤ちゃんが生まれる頃には口呼吸が当たり前になってしまうのです。

出産後も、この習慣から抜けるチャンスはなかなか訪れません。

赤ちゃんに添い寝をすることで横向き寝は続きますし、中には横になりながら赤ちゃんに母乳を含ませる「添い乳」をする人もいます。

こうした生活を続ける中で免疫システムに異常をきたし、ある日突然アトピーを発症したり、リウマチによる手足のこわばりや痛みを感じたりして、クリニックに駆け込んでくるお母さんをこれまで何人も見てきました。

そんなお母さんたちには、顕著な特徴があります。

左右の目の大きさが違ったり、左右どちらかの頬だけがむくんでいたりと、顔が歪んでいるのです。お子さんを見ると、さらに面白いことがわかります。お子さんはお母さんと逆方向に顔が歪んでいるのです。

理由はもうお分かりですね。向かい合って横向きに寝ているせいで、お母さんが右頬なら、子供は左頬が圧迫された状態になっているのです。

解決策はもちろん「あいうべ体操」。そして横向き寝をやめ、2人並んで仰向けに寝ることを推奨します。お母さんの健康のためにも、赤ちゃんの将来の歯並びのためにも、それが不可欠なのです。

マスクは身体を守るもの、と思いきや……

数十年前は、風邪の流行する冬にしか、マスクの人を見かけませんでした。

しかし時代が下るにつれ、花粉の飛び交う春が「マスクの季節」へととってかわりました。そして現在では、年中アレルギー疾患に悩んでいる人が増えて、どの季節でも街中に1人はマスク姿の人を見かけるようになっています。

このマスクの下で、人は口呼吸をしています。

マスクもまた、口呼吸を招くのです。

鼻呼吸が口呼吸よりも息をするのに力がいることはもうご存知ですね。その上にマスクをかぶせると、さらに気道抵抗は強まり、鼻で息をするのが苦しくなります。そこでポカンと口を開けて、口で息をするようになるのです。

この場合、マスクが鼻の代わりに異物をブロックしているわけですから、口呼吸をしても当座は問題がないように思えます。

しかしずっと**マスクのままでいると、鼻は働く機会を得られません。すると鼻にも「怠けグセ」がつき、異物ブロック機能が働かなくなってきます。それは、アレルギー疾患をますます悪化させてしまう**ことにもつながります。

ですから私は、「健康になりたければマスクを外しましょう」と患者さんたちに勧めています。そう、花粉症の人もです。根本的な解決は、口呼吸をやめて鼻本来の能力を取り戻すことにあるからです。

もちろん、マスクの効用を全否定するつもりはありません。

マスクは鼻や口、喉を潤す効果があることは確かですし、ウイルスの侵入を30%も減らすことができます。インフルエンザにかかる心配のあるときや、逆に自分がかかって人に伝染させたくないときには大いに使ってかまいません。

しかしアレルギー症状を抑えるためだけに、日課のように付け続けることは避けたほうがベターです。

足の指、きちんと伸びていますか？

「足の指と呼吸なんて、何の関係もないじゃないか」と思ったら大間違い。

実は関係大アリなのです。

それを説明するには、手足の指の性質をお話しする必要があります。

手足の指は、双方とも「縮こまりやすい」という特徴を持っています。

試しに手の指を広げて、それから力を抜いてみてください。すぐに指が内側に丸まっていくでしょう。指は、ものをしっかりつかめるように、伸筋（伸ばす筋肉）より屈筋（曲げる筋肉）のほうが強くなるように作られているのです。

その構造は、足の指も同じです。しかし困ったことに、2足歩行となったヒトの足の用途は、今やものをつかむことではなく、「立って歩くこと」になっています。このとき足指が伸びていないと、人はしっかり立つことができません。

しかも現代人の足指は、靴を履くことによってますます縮こまっています。ハイヒールを履く女性の場合はなおさら。親指が内側に向かって圧迫されて起こる外反母趾、小指が圧迫されて起こる内反小趾に悩む人は少なくありません。

靴下やストッキングも、足指の縮こまりを助長します。さらにスリッパを履くと足の底だけで歩くことになるため、「浮き指」という現象が起こって、足指が変形してしまいます。

こうした足指の異常が、口呼吸を招くのです。

「どうして？」とお思いでしょうか。それはこういうわけです。

足の指が縮こまる→まっすぐ立てない→姿勢が悪くなる→猫背になる→あごが前に出る→舌も前に出る→口が開く……。そして、口呼吸が始まるのです。

「ひろのば体操」で身体のクセをしっかり矯正！

ですから私たちのクリニックでは、「ベロと足指を伸ばして免疫力アップ！」を標語にしています。足指を伸ばすには、「あいうべ」と同じく、トレーニングをするのがもっとも効果的です。

ここで、我がクリニックのフットケアセンター長を務める湯浅慶朗が開発した体操をご紹介しましょう。

名づけて、「ひろのば体操」。足の指を広げて、伸ばすエクササイズです。甲の側に足指をそらすときは、大人なら5秒、子供なら1秒程度キープしましょう。親指が足の甲に対して、90度になるよう頑張ってみてください。逆側にそらす時も同じです。足裏と親指が90度になるように伸ばし、5秒（子供は1秒）キープしましょう。最初はきついかもしれませんが、続けるうちに可動域が広がります。それとともに、立つ時の安定感も変わってくるでしょう。

「ひろのば体操」は、歩行に不自由を感じていたご老人が杖を必要としなくなっ

口呼吸にも効く「ひろのば体操」

子供は１秒ずつ 20回、大人は５秒間隔でゆっくり５分間続ける。寝る前に行うほうが効果的。

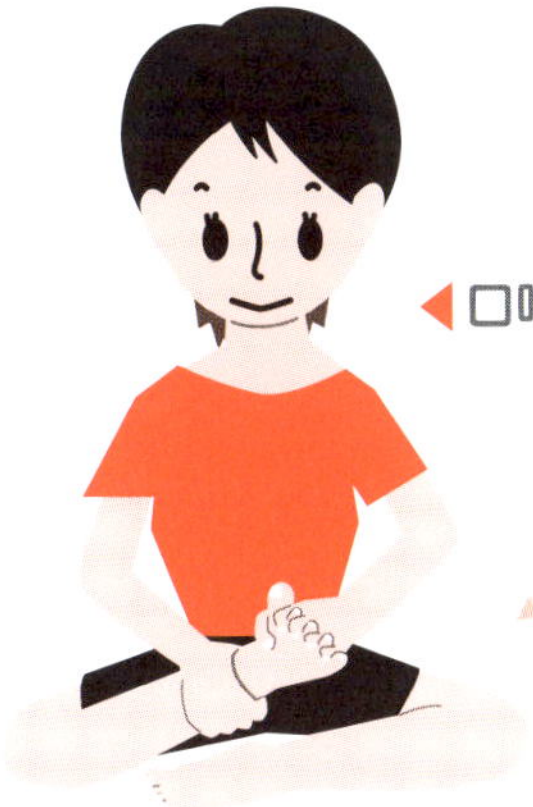

体操は床やイスに座って行う。

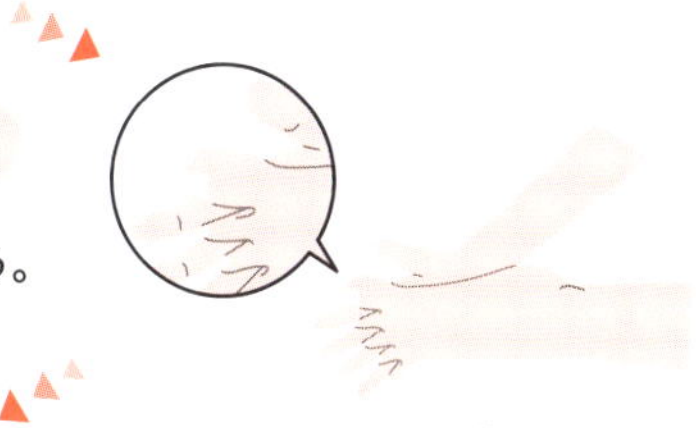

足の指の間に手の指を入れる。

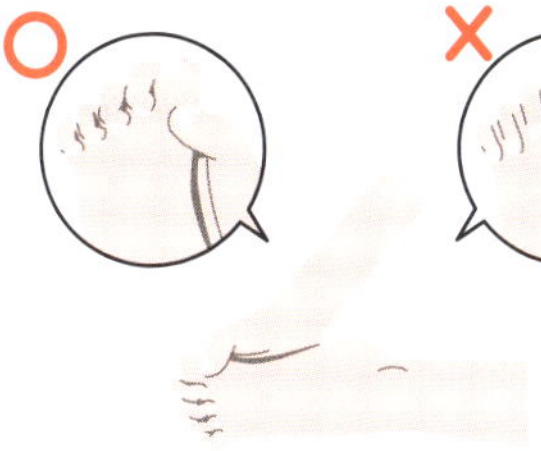

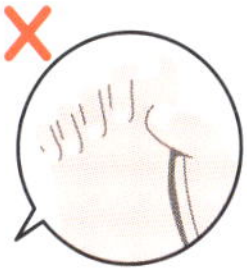

足の指のつけ根を手の指で軽く握る。

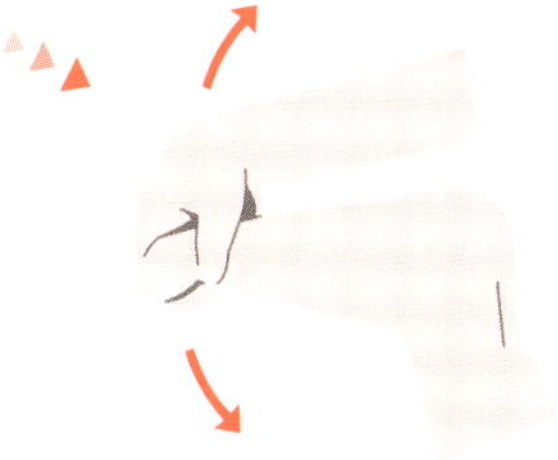

軽く握った状態で、足の指を甲側と裏側へ交互にそらせる。

たり、O脚が改善したり、子供が速く走れるようになったりと、年齢を問わず様々な効果を発揮します。

ともすれば口呼吸に戻りがちな身体のクセにも、もちろん効果絶大です。

ため息をつきたくなったら、鼻で勢いよく

日常生活のなかで、あなたはどれくらい「ため息」をつきますか? ストレスや不安の多い人ほど、その回数は多いでしょう。

しかし言うまでもなく、ため息は口から出す息です。いったんハーッと口から息を吐くと、口から吸いたくなります。こうして、口呼吸の習慣が始まってしまうのです。

これは言い換えると、**ストレスが口呼吸のきっかけになっている**ということ。

現代人は年齢を問わず、さまざまなストレスにさらされています。学校の試験、人間関係のトラブル、職場での競争関係、責任の重い仕事、さらには転職や転居、介護疲れなどもストレスの元になります。

そのストレスがため息を呼び、口呼吸のきっかけとなり、免疫力の低下を呼んでしまう、というわけです。

この流れを防止するには、ストレスの原因を消すしかないのでしょうか。だとすると、悩みの内容によってはかなりの大仕事になってしまいそうですね。

それよりも、はるかに確実な方法があります。そう、**「ため息と口呼吸をやめる」**ことです。

そうすれば免疫力の低下防止はもちろん、疲労感や無気力といったメンタル上の弊害も防げます。つまりストレスがあっても、それに負けない心身を作ることができるのです。

「でもストレスがある以上、やっぱりため息は出てしまいそう……」

という方には、**「鼻ため息」という方法がおすすめ**です。

「ハーッ」とため息をつきたくなったら、あえて口をしっかり閉じ、代わりに鼻で「フンッ！」と息を吐くのです。

実際にやってみてください。どうでしょうか？　普通のため息より、元気の出る感じがしませんか？

同じように息を吐いているのに、口から吐くか鼻から吐くかで心持ちも変わってくるから不思議です。

闘争心まんまんの人を描写する際に、よく「鼻息が荒い」という言い方をしますね。やる気が出ているとき、人は勢いよく鼻呼吸をするものです。逆もまた成り立つもので**「勢いよく鼻呼吸すれば、やる気が出てくる」**のです。

口ため息は、出せば出すほどストレスに負けやすい身体を作りますが、鼻ため息は、つくたびに身体の中から元気を湧かせてくれるものなのです。

「身体の使い方を間違いやすい自分」を認識しよう

スポーツ・音楽・出産・ストレスなど、さまざまな口呼吸のきっかけを紹介してきましたが、最後に登場するのは「何かに集中すること」です。

ゲームに熱中している子供、真剣に勉強している学生さん、映画館の中で画面に見入るお客さん……。

何かに集中している人は、総じて口がポカンと開いています。

これは、人間特有の現象です。

動物は神経を尖らせて何かに集中するときには口を閉じます。そして耳を澄ませ、目を凝らして遠くを見ます。

この「遠くを見る」が、人間と動物との大きな違いです。

動物が集中力を使うのは、天敵や天候の変化など、遠くからやってくる何かを察知しようとしているときであり、近くのものに対して集中することはありません。子供の毛づくろいをしたり、食事をしたりといった目の前のことをしているときは、動物はリラックスしています。

これらは野生動物たちが生き抜く上で、ごく自然な身体の使い方と言えるでしょう。

ところが、人間はその逆です。

遠くを見るときはリラックスして風景を楽しんだり、何かに思いを巡らせたり、疲れた目を休ませたりしますが、集中しているときに見ている対象はゲームや本、テレビ、作業中のパソコンなど、近くにあるものです。

このように考えると、人間は実にアンバランスな生物です。

集中時に身体が行うはずのこととは逆のことをし、鼻呼吸という自然が定めた呼吸法に逆らいがちな身体を持ち、口呼吸に流れやすい生活を送っているのですから。

しかし、そのことを認識しているだけでも大きな違いがあります。

自分は不自然な身体の使い方へと流れやすい、という意識を持っていれば、生活のしかたもかわってくるでしょう。

何度か述べたように、私は口呼吸の元になる習慣を排除せよと言っているわけではありません。一時的なものなら、健康を損なうほどのダメージにはならないからです。

必要なのは、呼吸にもメリハリをつけることです。

運動しながら、楽器を吹きながら、**「これは不自然な身体の使い方なのだ」と知っておいて、そのひとときが終わったら鼻呼吸に戻せばいい**のです。私自身もそのやり方で十分に健康を保っています。

過剰に神経質にならず、かといって漫然と流されるのでもなく、自分の身体と呼吸にしっかり意識を向けながら生活するのがベストと言えるでしょう。

第6章

鼻呼吸生活のコツとさらに効果を高めるワザ

鼻呼吸にシフトして出てくる変化を意識する

人の身体は知らず知らず口呼吸になりやすいこと、鼻呼吸しているつもりで口呼吸をしている人が多いことを、これまで何度か指摘してきました。

とすると、鼻呼吸ができていても「本当は口呼吸かも?」と不安になることもあるかもしれません。

その心配を払拭するには、**鼻呼吸生活を始めると出てくる「変化」に敏感になること**です。

まず気づく変化——というより、「あいうべ体操」をすることによって起こる変化は、口周りの筋肉痛です。

始めて2、3日の間は、**頬のあたりや口角の周りが疲れたような感じを覚えるはずです。**と言っても不快な痛みではなく、心地よい疲れのような痛みですので心配はいりません。これまで使わなかった筋肉を使った証拠ですから、「ここが痛むのはいいことなのだ」と捉えてください。

次に、**「頬が上がりやすくなる」**という実感を持つ人も多いようです。ゆるんでいた顔の筋肉が鍛えられて、どんな表情もスムーズに作れるようになります。患者さんたちを見ていると、「あいうべ体操」を始める前よりもはるかに表情が豊かになった、と感じることがよくあります。

意外に早く効果が出るのは、**首こりや肩こりの解消**です。それまでカチカチに張っていた首や肩の痛みが消え、血行が良くなるのも「あいうべ体操」の恩恵です。同じ理由で、身体の冷えが軽減した、という人もいます。

さらに、これはあまり嬉しい変化ではないかもしれませんが――「鼻の中が汚れる」「鼻毛が伸びるのが早くなる」という現象も。

これに関しては、近眼の方はとくに注意してください。知らない間に鼻の穴から、見えてはいけないものが見えているかもしれません。お出かけ前にはよく鏡を見てチェックをしましょう。

「そんなの面倒」と思われるかもしれませんが、これも鼻が汚れをキャッチしている証拠です。これまで出番のなかった鼻毛が機能し始めた印ですから、少々の面倒は我慢して、こまめに鼻毛カットをしてください。

三日坊主防止！ 鏡に「口を閉じる」の札を貼れ

「あいうべ体操」は日課として覚えておくことができますが、「口を閉じておく」ことは、ついおろそかになりがちです。

そんな時に備えて、目につくところに「リマインド」を仕込んでおくことをおすすめします。

リマインドとは、「思い出させるもの」。それを見ると「口を閉じなきゃ」と思える何かを用意するのです。一番簡単なのは、**自分がしょっちゅう見る場所に、「口を閉じる！」と書いた札を貼っておくこと**。札といっても大げさなものではなく、付箋1枚で構いません。

パソコンの端、テレビの枠、洗面所の鏡、トイレのドアなど、あちこちにペタリと貼っておくとよいでしょう。

また、口はホッと安心した時に開きやすい傾向があるので、夜寝る前に点ける枕元の電気スタンドの台なども、効果的な貼り場所です。

では、外に出ている間はどうすればいいでしょうか。

職場のパソコンに貼るのがもっとも効果的でしょう。パソコンに向かっている時に口を開けるというパターンは非常に多いので、良い防止策になります。

ただ若い女性の中には、「そんな札を見られたら恥ずかしい」と感じる人もいるようです。

しかし心配は無用。リマインドは本人の中だけでわかればいいので、「口を閉じる！」というひとことを書く必要も実はありません。

自分が「これを見れば思い出せる」と思うような、特徴的な何かを貼ればいいのです。パソコンだけでなく手帳やノートに貼ったり、携帯の待ち受け画面などにするのも良い方法です。

カレンダー・時計・パソコンの位置にひと工夫

口呼吸によってメンタル系の不調を起こしている人におすすめしたいのは、視線を上げることです。「舌が下がると顔がうつむきがちになり、ますます気持ちも沈む」と前に述べましたが、舌が十分に鍛えられていない間は、とりあえず顔を上げることでその流れをストップできます。

そのために役に立つワザとして、**「よく見るモノを高いところに置く」**という方法があります。

たとえばカレンダーは卓上型でなく、壁に掛けるタイプのものを選ぶこと。それも、自分が立ったときの目の高さより上に掛けるのがコツです。

部屋の時計も同じく、自分の身長より高いところに掛けましょう。そのつど見上げる形になるので、視線を上げるクセがつきます。

視線が下がりがちなアイテムにもひと工夫を加えましょう。

パソコンを使う人はできればノートパソコンを避け、真正面で向き合えるデスクトップ型を使用するのがおすすめです。どうしてもノートパソコンを使わざるを得ない場合は、キーボード部分を支えてパソコンを立たせる専用スタンドを使うとよいでしょう。作業も楽になりますし、うつむく姿勢から解放されて肩こりや首こりにも効果大です。「わざわざ買うのはちょっと……」という面倒くさがり屋さんは、キーボードと画面の連結部分の下に厚めの本を挟む、という方法で対処すると良いでしょう。

人の脳は、上を見ているときは悲しいことを考えにくくなると言われていま す。顔を上げて視線を上に向けることで気持ちも明るくなりますし、舌を上げるトレーニングもスムーズに進むでしょう。

ガムを使って「舌圧」をトレーニング

「舌圧」という言葉をご存知でしょうか。これは舌を硬口蓋に押し付ける力のことを指します。

私たちのクリニックでは、初診の患者さんに対して必ず舌圧測定を行います。

測定器は、先端に空気の入った球がついたビニール製の棒のようなもの。その先端を口に入れて、球の部分をギューッと舌で上に向かって圧迫し、その力がどれくらいあるかを測ります。

患者さんの多くは、この力が非常に弱まっています。

基準値は、20代〜50代の男性なら45ｋＰａ（キロパスカル＝圧力を示す単位）、同年代の女性なら37kPaなのですが、30kPaに届くか届かないか、という人もザラにいます。これは言うまでもなく、低位舌の兆候です。

「あいうべ体操」をすれば数値は改善されますが、もう少し重点的にトレーニングしたいという人は、ガムやグミを使った良い方法があります。

歯を使わず、これらを舌でしっかり硬口蓋に押し付けてみましょう。**ガムなら薄く伸ばすように、グミなら少しでも平たくなるように何度も押し付けるのがコツ**です。味がしなくなってきたところにはかなり口の中が疲れているはず。それは舌をきちんと鍛えることができた印です。

「あいうべ体操」と違って周りに気づかれずにできるので、仕事をしながら行うのにも適したトレーニングです。

「鼻うがい」で上咽頭をきれいにしよう

鼻には「異物のブロック機能」が備えられていることはもうご存知ですね。しかしその鼻をもってしても、汚れる場所が1つだけあります。

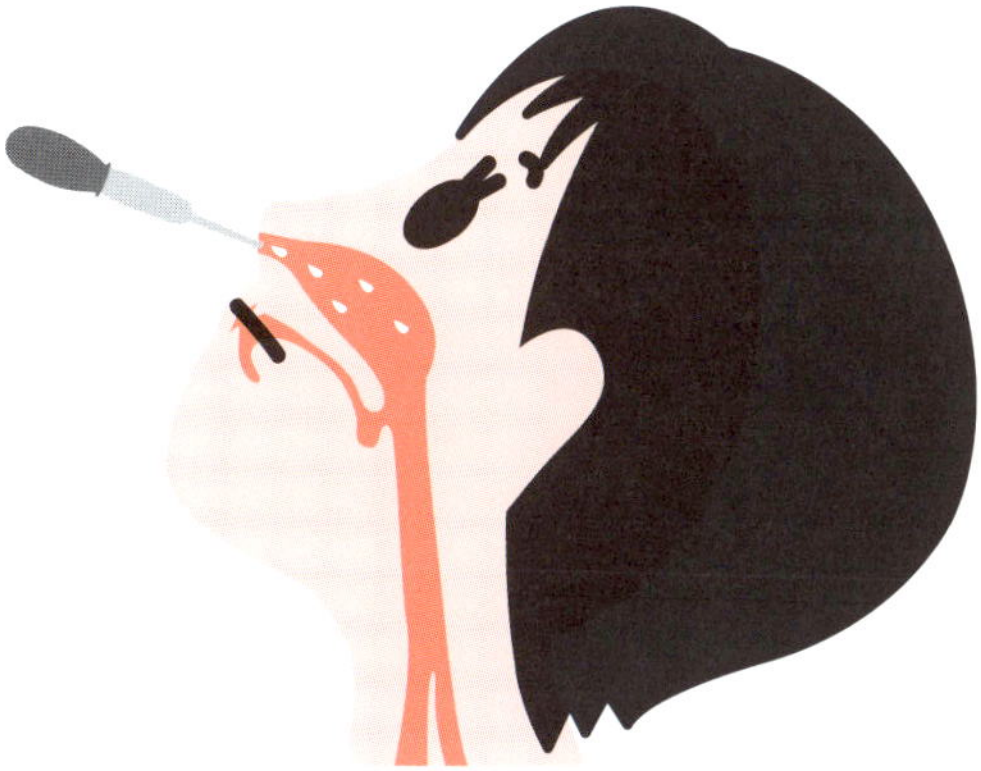

▲生理食塩水で「鼻うがい」

少し温めた生理食塩水を準備し、少量をスポイトなどで鼻から入れる。飲み込んでしまっても大丈夫。

それは上咽頭、俗に言う「のどちんこ」の裏側にある部分です。**上咽頭は鼻腔から喉にむかって90度カーブを描いているため空気の流れに乱れが生じ、汚れがたまりやすい**のです。

それが続くと、「上咽頭炎」になることがあります。これは第2章で登場した「慢性炎症」の代表格といってもいい病気で、ここの炎症が原因でリウマチにつながる例も多数。私たちのクリニックでは、こうした患者さんに、鼻や口から長い綿棒を入れてこの部分に薬を塗る「上咽頭擦過治療」を行っています。

上咽頭炎がもたらす病気はほかにも片頭痛、肩こり、眼痛、耳鳴りなどさまざまです。のどちんこの裏側あたりに違和感や痛みを覚えたら要注意です。

おすすめの対策は、「鼻うがい」です。その際、真水を鼻から入れると痛い思いをします。ここは「生理食塩水」を使うのが正解。鼻水と同じ塩分濃度なので、しみることはありません。人肌程度の温水（できれば蒸留水）１００mlに、１gの食塩を入れるとすぐできあがります。

前ページの図のように、スポイトか専用の鼻洗浄器具を使って洗い流しましょう。鼻に入れる量は1回につき5ml程度、喉にしょっぱい味が落ちてくる程度でかまいません。落ちてきた水は口から出しても、飲み込んでもOKです。

なお、より炎症に効くのは馬油の点鼻です。95ページで紹介した鼻炎対策と同じ要領で、寝る前に数滴鼻腔の中に垂らすと、ほどよい潤いもキープできるでしょう。

リラックスしたいときは「交互調息法」

自律神経は、自分の意志でコントロールすることはできません。しかし唯一、呼吸を通して影響を与える、という方法が可能です。

速く呼吸すれば交感神経優位に、ゆっくり呼吸すれば副交感神経優位になります。また、吸う息は交感神経、吐く息は副交感神経を刺激します。

ということは、「ゆっくり息を吐く」ことで副交感神経を活発にすることができるわけです。そのときおすすめなのが、「交互調息法」という呼吸法です。

これは片方の鼻の穴から吸い、もう片方の穴から出すという方法です。

①親指と人差し指で鼻をつまむ
②人差し指だけを放して、空いた鼻の穴から4秒かけて息を吸い込む
③2秒ほど、そのまま休止する
④人差し指を戻し、今度は親指を放して、空いた鼻の穴から8秒かけて吐く
⑤これを10回繰り返す
⑥吸う側の鼻の穴、吐く側の鼻の穴を交替して、同じことを10回繰り返す

ストレスがたまったときや、よく眠れないときに行うと効果的です。慣れてくると、「今、左の穴は休息中で、右の穴が働いているのだな」など、ネイザルサイクルの働きを実感することもできます。

なお、このときも舌の位置には要注意。上あごにぴったりくっついた状態をキープしたまま行うようにしてください。

噛むときはあごの両側を使おう

ものを噛むとき、あなたはきちんとあごの両側を使っていますか？

1度食事中に確かめてみてください。気づかぬうちに左側、あるいは右側だけで噛んでいるのではないでしょうか。

この**「片側噛み」は、口呼吸がきっかけで起こりがち**です。

口呼吸をしていると、食べながら口を閉じていることが難しくなります。だから噛みながら口を開け、クチャクチャ音を立てることになる——ということは78ページで既に説明した通りです。

しかしそれはみっともない、と思う人も多いはず。そんな人は、無意識のうちに口の端っこだけをわずかに開けて、空気の通り道を確保しようとします。そして口の中のものが外から見えないよう、これまた無意識のうちに、食べ物を反対側の端っこに押しやるのです。

ちなみに、どちら側で噛むことになるかには利き手が関係してきます。

右利きの人は、箸を右手に持つので箸の先が口の左寄りの位置に来ます。そのため左側で噛むことになりがち。左利きの人はちょうどその反対になります。

このようにして片側で食べ物を噛む人は、左右ともおよそ7割いると言われています。もし現在も片側噛みをしているとしたら、それは口呼吸が直っていないということかもしれません。**意識して口をしっかり閉じ、左右両側の歯を使ってしっかり噛みましょう**。

食べ物の飲み込み方＝「嚥下癖」に注意▼▼▼▼▼▼

嚥下《えんげ》とは、ゴクンと飲み込むこと。私たちはこれを、1日600回以上行っていますが、意外に多いと感じられるでしょう。それもそのはず、私たちは食事のときだけ嚥下をするわけではありません。600回のうちの大半は、口の中に湧いてきた唾液を飲み込む際、無意識に行っているものです。

口呼吸をしている人で、この嚥下の方法を間違っている場合があります。

試しに、こめかみに指を当てた状態で唾液を飲み込んでみてください。ゴクンとしたとき、指に下あごの骨の動きが伝わってきますか？

動かなかったとしたら、間違った「嚥下癖」がついていると考えられます。

通常の嚥下は、上の歯と下の歯をしっかり噛み合わせながら、同時に舌で上あごをぐっと押して行います。こめかみが動くのはそのためです。

間違った嚥下をしている人は、舌を前方に突き出して歯の裏を押しながら行っているか、あるいは水か何かで流し込んでいると思われます。

こうなってしまうのは、低位舌になっていて「上あごに舌をつける」という習慣がないためです。低位舌だということは、当然、口呼吸になっているでしょう。

これを直すには、食事のたびに、次の手順で飲み込んでみてください。

①ぐっと上下の歯を噛み締める

②舌で上あごを押しながら食べ物を喉へ送り込む

これが、正しい嚥下です。これまでの方法と違うので最初は違和感があるかもしれませんが、根気よく続けていけば徐々に慣れます。嚥下癖を直すことで舌の力もつきますし、顔の歪みにも好影響をもたらすでしょう。

甘いものを食べ過ぎると効果激減！

患者さんの中には、たまに鼻呼吸に変えても病状が好転しない人もいます。

その**原因は、食べ物です**。

あるリウマチの患者さんで、3ヶ月間「あいうべ体操」とマウステーピングを行っても手のしびれがとれない人がいました。そこで生活習慣をよくよく聞きなおしたところ、「お菓子を食べない日はない」とのこと。

このお菓子を思い切って断ってもらったところ、2ヶ月で痛みもしびれも炎症反応も消え失せ、薬も飲まずに済むようになりました。

このように、**糖分は口呼吸と同じくらいのダメージを身体に与えます**。歯に悪影響を及ぼして口内の炎症を招きますし、身体を冷やす作用もあります。体温が下がるとさらに免疫力が落ち、さまざまな弊害をもたらすのです。

スイーツと同じく**油断ならないのがパンです**。パンに含まれる小麦も、身体の冷えを招きます。とくに菓子パンなどに含まれる糖分の量はスイーツと同じか、もしくはそれ以上。普通のパンにジャムを塗っても同じことになります。

「甘いものがないと落ち着かない」という人は、それが体調不良の原因になっているかもしれません。ここは思い切って「スイーツ断ち」をすることをおすすめします。

第7章

鼻呼吸で健康を取り戻せた！

～実例集～

皮膚の疾患への「あいうべ効果」は早く出る

「口呼吸から鼻呼吸に変えると病気が治る」とご説明してきましたが、ここからは実際にクリニックへ来られた患者さんや、私の講演や本を通して「あいうべ体操」を行った方が、どのように病気を治したかについてお話ししましょう。

その方々が抱えていた病名はさまざまで、病状もそれぞれ違っていました。それらが一様に好転していくさまには、私でさえ驚かされたものです。

中でも、もっとも劇的な「治りぶり」を見せるのは皮膚関係の疾患です。**皮膚はほかの器官よりもターンオーバー（組織の入れ替わり）が早いため、結果もすぐに出る**のだと思われます。

たとえばアトピー性皮膚炎で長年苦しみ続けているAさん（40代・男性）。彼は鶏肉のアレルギーなのですが、それを食べないわけにはいかない事情がありました。調理師なので、味見をするときにかならず口にせざるをえなかったのです。

そこで、「あいうべ体操」を1日30回行うよう指導したところ、4ヶ月後にはお腹の上に赤く広がっていた皮膚炎が、ほとんど消え失せました。

しかも、鶏肉を食べても症状が出なくなったのです。これは食物アレルギーの患者さんにはなかなか珍しいことで、私にも理由はわかりません。鼻呼吸がしっかり定着し、アレルギー体質そのものにも良い変化が出たのだと思われます。

しつこいアトピーから「脱ステ」に成功

アトピー性皮膚炎の患者さんの間には、「脱ステ」という言い回しがあります。これは「ステロイド薬の使用から抜け出す」という意味です。

ステロイド薬の力は絶大で、瞬時に炎症を鎮めることができますが、長く使い続けると体内に蓄積され、酸化コレステロールという物質に変化して細胞組織を破壊するようになってしまいます。だから患者さんたちはなんとかして使用をストップしようとするのですが、症状が悪くなるのでなかなかやめられません。

Bさん（18歳・女性）もその例に漏れませんでした。副作用を避けて「脱ステ」を試みては症状がぶり返していたのです。この繰り返しはもううんざり、ということで来院した彼女に、**鼻呼吸の心がけと「あいうべ体操」を指導したら、3ヶ月後には全快、皮膚炎ともステロイド薬とも縁が切れました**。

ステロイド薬による対処は、症状を一時的に鎮めることはできても、原因を断つことはできません。しかも即効性があるのがかえって災いして、医師たちが原因を見極めようとする姿勢を失い、その場しのぎの治療に走ってしまう面もあります。鼻呼吸は、そうした状況を根本から絶つことのできる方法なのです。

長年悩んだ皮膚疾患があっという間に治った

根本治療ができるということは、「数年、ときには何十年も悩んだ疾患が、すぐに治る」という例も数多く生み出します。

Cさん（57歳・女性）の病気は「掌蹠膿疱症」。手のひらと足の裏に膿疱ができ、ときに痛みを発する疾患です。25年間様々な治療を行っても好転しなかったものが、「あいうべ体操」とマウステーピング、さらに馬油点鼻をしたら、なんと2ヶ月で治りました。

Dさん（46歳・男性）の場合は、なんと30年もの間「尋常性乾癬」に悩まされていました。この病気は赤い炎症ができ、白く粉を吹き、ケースによっては痒みを発します。歩いた跡がわかるほど、白い粉が大量に床に落ちることも。Dさんも、それくらいひどい状態になっていました。

来院したときにDさんが語った人生の夢は「半袖半ズボンで街を歩くこと」。彼は30年もの間、身体中にできた乾癬のせいで肌を出せずに生きてきたのです。しかしこれまた、「あいうべ体操」とマウステーピングで、半年ほどで綺麗になりました。炎症の元を絶ったことにより、長年の夢が実現したのです。

はたまた、Eさん（70歳・女性）の病気は「多形滲出性紅斑」。病巣感染症のひとつで、さまざまな形と大きさの赤い斑点ができ、じゅくじゅくと液が染み出して痛む辛い皮膚炎なのですが、これも3年悩んで、1ケ月で解決しました。

「これが治るなら、これも治る？」で全面快癒

自動車メーカーで働くFさん（26歳・男性）は筋肉質の大柄な体格。来院した

のは腰痛を緩和するためで、「免疫力を上げる」という私の担当領域とは無縁に思えたのですが、その彼がある日、「先生、僕は身体が弱いんです」と相談してきたのです。

風邪をひきやすく、気力も出ず、うつ傾向もあるとのこと。「ひろのば体操」で腰痛が緩和したため、もしかするとうつ傾向も含めて全面的に体調を改善できるのでは、と考えたというのです。

以前からFさんの顔を見て「口が開いているな」と思っていた私は、早速「あいうべ体操」とマウステーピングを指導しました。

それから2週間後、「なぜかやる気が出てきました！」とのこと。さらに2週間後には、「体力が続くのですごく嬉しいです！」と絶好調な様子です。

つまるところFさんは**「口呼吸」という間違った身体の使い方によって疲労していた**のです。本人は体質の問題だと思いこんでいましたが、強靭な身体を持つ彼がそんなに虚弱なはずはありません。正しい身体の使い方を覚えて、見た目も中身も元気そのものの青年に生まれ変わりました。

もう1つ、「これが治るなら、これも？」と思った患者さんの例を紹介しましよう。

Gちゃん（9歳・女の子）は小学4年生。膝と腰の治療をしているお祖母さんについてやってきた彼女は、お祖母さんがみるみる良くなる様子を見て、「先生、ブラックジャックみたい」と嬉しいことを言ってくれました。そして「おばあちゃんが治るなら、私のアトピーと便秘も治りますか？」と聞くのです。

「それなら、『あいうべ体操』を30回やりなさい」と伝えたところ、なんと毎日60回もこなす頑張りぶり。すると驚いたことに、その翌日に便秘が解消、アトピーの薬も1ヶ月で必要がなくなりました。以降、冬になってもインフルエンザと無縁の健康ぶりで、アトピーが治ったおかげか性格もより積極的になり、2年後の卒業式には代表でピアノを弾いたとか。お祖母さんから、「私も孫も、月に6千円かかっていた薬代がいらなくなりましたよ」と感謝されました。

うつ状態、リストカットもピタリと止まる

「うつ」はえてして、心の側面だけで対処されがちです。

しかし私は、**うつを抱えて来院した患者さんには、「あなたの心が弱いわけではない、身体の使いかたが間違っているだけです」とお話しします。**

そう言うと患者さんは——とくに若い人は、非常にホッとするようです。

Hさん（25歳・男性）の場合もそうでした。うつで何もできず、家で寝ているだけだという彼の顔を見ると、顔が非対称で、口がポカンと開いています。遠隔地に住んでいて頻繁な来院は無理とのこと、ならばとにかく毎日「あいうべ体操」をしなさい、と伝えました。

半年後にやってきた彼を見て驚きました。すっかり元気、にはなっていませんでしたが、太っていたのです。聞けば、「食欲が出てきたから」とのこと。これはこれで良い兆候だと考え、「あいうべ体操」を続けなさい、と言いました。

そして半年後、今度こそ本当に驚きました。暗い表情のHくんが、男らしく精悍な、いわゆる「イケメン」に変身していたからです。食べられるようになって力が湧き、運動をするようになったからだそうです。その間に抗うつ剤とも無縁になったのだとか。これが同じ人かと思うほどの、劇的な変化でした。

もうひとりの患者はIさん（18歳・女性）。うつになって不登校、リストカットを繰り返す深刻な状態でした。

このようなケースでも、やはり最初は「あいうべ体操」の指導です。数度目の受診のとき、Ｉさんは『あいうべ体操』をしたら薬がいらなくなりました。今、自動車の教習所に行ってます」と語り……それから、ふっつり連絡が途切れたのです。何かあったのではないかと案じていたところ、思わぬところで彼女の消息が分かりました。

これまたうつ症状でやってきた別の患者さんが、「行きつけのデパートの店員さんに勧められて、ここに来ました」と言うのです。詳しく聞くと、その店員さんは間違いなくＩさんでした。うつから完全に脱却し、就職して元気に働いていたのです。突然来なくなったときは心配しましたが、こうして新しい患者さんを紹介してくれたのですから有難い限りです。

直接診察していなくても……

ときおり、直接診察していない方からも感謝されることがあります。

講演に来てくださった歯科医の方から、ある日1通のメールが届きました。添付された写真の1枚目には女性の手のひらが写っていて、痛々しい炎症が広がっていました。次に「1週間後」という題の2枚目をみると、少し薄くなった様子。「1ヶ月半後」を見ると、色も薄く、大きさも小さくなっていました。

そして「4ヶ月後」には、まったく何もない綺麗な手になっていたのです。

文面によると、これは奥様の手なのだそうです。5年以上前からこの症状に苦しみ、ステロイドを使い続けていたのだとか。私の講演を聞いたご主人がその日から奥様に「あいうべ体操」を試してもらった結果、見事全快。その経過を報告してくれたのです。

このような形で全快への道をたどる方は他にもいらっしゃいます。

300人の聴衆を前にして講演した際、最後の質疑応答でひとりの女性が手を挙げました。その方は70代で、実に25年間抗うつ剤を飲み続けていたそうです。そんななか、通っている歯医者さんから「あいうべ体操」を教えてもらい、1年間毎日続けていたら抗うつ剤と縁が切れた、と語ってくれました。

「これまでの私はうつ状態で、人前で話すなんて怖くてとてもできませんでした。今こうして300人の方の前で大きな声を出せるなんて感激です。口呼吸を直して本当によかったです」という言葉には、私のほうが感激してしまいました。私自身が治療に携わらなくても、遠くで私の話を役立ててくれる人がいるということを知り、本当に嬉しく感じました。

小学校での「あいうべ」指導でインフルエンザ激減

地方の小学生を対象にボランティアで講演を行うこともあります。

たとえば、私が毎年訪れている、長崎の島原半島にある口之津小学校。

この地域は病院が少なく、子供が病気にかかると、治療できる病院に行くまで1時間以上もかかるケースもあるそうです。そんななかで病気になると——とくにインフルエンザの季節に子供がたくさん病院に行くとなると、病人も病院も大変なことになってしまいます。

そこでこの小学校では、免疫力をつける「あいうべ体操」を通して、インフルエンザの予防を徹底することになりました。

結果、**子供たちがインフルエンザにかからなくなっただけでなく、一緒に体操をした親御さんたちからも「いびきが止まった」「喘息が治った」などの声が多数届き、思わぬ好影響に驚いています**。

また、こちらも私が直接関わった例ではありませんが、岐阜県の小学校でインフルエンザ罹患者が激減した例があります。

私が岐阜で講演を行うたびに必ず出席してくださる歯科医の馬嶋先生は、自身が検診を担当する岐阜県関市の板取小学校で、毎朝生徒に「あいうべ体操」をしてもらい、家でも行うよう指導しました。

すると、素晴らしい結果が出たのだそうです。

それまではインフルエンザの季節の欠席者の延べ人数は２００人前後に上っていたのですが、「あいうべ体操」を導入した年からは33人に激減。「いったい何が起こったのか」と、地域でも話題になったのだとか。

その影響で、近隣の他の小学校でも「あいうべ体操」に興味をもってくれたとのこと。こうして子供たちの間に「あいうべ体操」の輪が広がっていくのも嬉しい話です。

来院した患者さんの体験談から

さて、ここからは患者さんご自身に語っていただきたいと思います。

いずれも重い病気で何年も苦しんで来た方々ですが、来院後は見違えるように元気になりました。それは、患者さん自身の力で取り戻したものでもあります。

＊＊＊

《Ｉさん　52歳・女性》潰瘍性大腸炎――鼻呼吸で出血が止まった！

１年前ごろから、ガスと下痢と出血が止まらなくなりました。

総合病院で検査した結果、病名は「潰瘍性大腸炎」。厚労省から特定疾患に指定されている病気だとわかりました。座薬を処方されましたが、残念ながら効果ナシ。すると今度は内服薬が出て、その量が徐々に増えていきました。

病院というところは、「薬の効果が出ない」と言うと、薬の量を増やすものなんですね。薬は飲みたくなかったのですが、「飲まないと大腸を取って人工肛門にするしかありませんよ」と言われては、従うしかありません。

こうして薬は増えていくのに病状は変わらず、どんどん気持ちが落ち込みました。「うつ」のような感じになり、家族もそんな私を見て本当に辛そうでした。

そんなとき、友人からこのクリニックを紹介されたのです。

初診のときに驚いたのは、まず「鼻呼吸、『あいうべ体操』、就寝前に馬油を点鼻、寝るときは口にテープを貼る」というユニークな治し方です。

さらに驚いたのは、先生が「治ります」とハッキリおっしゃったことです。これまで何度も、病院の先生に「治らないんですか？」と聞いてきましたが、そのつど返ってくる答えは「原因不明の病気だから」という、はかばかしくないものでした。ですから「治る」と言われたのは本当に嬉しかったですね。

そうして先生の指示通りに生活を始めたところ……なんと翌日、10年間ずっと続いてきた花粉症がぴたりと止まりました。

前の晩に行った「あいうべ体操」のせいなのか、口のテープがよかったのか、馬油の効果か……とにかく翌朝、頭痛も鼻づまりも喉の痛みもなくなったのです。それから1週間経たないうちに、下痢と出血が止まりました。

さらに1週間後には、便秘もしなくなりました。

最初の受診から2ヶ月たった現在、もうほとんど治ったような気持ちでいます。気分も明るくなって活動的になりました。本当に感謝のひとことです。

《医師よりひとこと》

「治ります」と私が言ったときは、本当に驚かれていましたね。しかし潰瘍性大腸炎は、鼻呼吸への転換と食事に気をつけることで治るものなのです。

その折私は、同時に「1年後に薬をゼロにして症状を全快させ、通院を終了しましょう」と期限も決めました。これはどの患者さんにもしていることです。これにより患者さんは「治そう」という気になりますし、私も「絶対治ってもらおう！」と思えます。つまり、医師と患者が目的を共有するわけです。

とはいえIさんの場合、1年よりもはるかに早く全快しそうなご様子。これからも鼻呼吸を頑張って続けていただきたいと思います。

＊　＊　＊

《Hさん　55歳・女性》リウマチ——歯周病治療を機に症状が一気に好転

リウマチで手足がひどく痛み、毎朝起き上がるのにも一苦労。手首の可動域が狭くなり、フライパンや包丁も持てない……。そんななか、藁をもつかむ思いで先生の病院に向かいました。

まず言われたのは、薬をストップすることです。当時処方されていたのはリウマトレックスというリウマチ専用の免疫抑制剤と、ボルタレンという痛み止めです。やめるのは少々勇気が要りましたが、先生が「治すのはHさんご自身ですから、Hさんが納得する方法を選んでください」とおっしゃったとき、心が決まりました。

薬をやめ、その後は「あいうべ体操」とマウステーピングを行いましたが、最初はなかなか効果が出ませんでした。原因を探ったところ、これまた長年患っている歯周病のせいだと判明。これがリウマチを引き起こす「慢性炎症」で、治すには歯を根本治療するしかないとわかり、1年前に歯科で治療を行いました。

そこからは、劇的に症状が好転しました。関節の痛みがほとんどなくなり、炎症反応を示す値も基準値内におさまり、リンパ球の数も増えてきました。

「治すのは私自身」と先生に言っていただいたことで、自分の意志で治す方法を選ぶ、という発想を初めて得ました。
年齢や体調を考えて、無茶な働き方をしないよう気をつけよう、とも感じます。自分の身体に対する意識が高まったのも、大きな収穫だったと思います。

《医師よりひとこと》

歯周病からくるリウマチ、という典型的な病巣疾患で来られたHさん。初めて診察したときは、とにかく身体を酷使しすぎているという印象でした。フルタイムの仕事と家事をバリバリこなし、睡眠時間は2時間。食事時間も不規則で、しかも甘いもの好き。これでは交感神経が過剰に働いて免疫力が下がるのも当然と言えます。「治すのはあなた自身です」というアドバイスはどなたにも行いますが、Hさんの場合はこの言葉が生活習慣への反省にもつながった模様。自分の身体ときちんと向き合いつつ、今後もしっかり治していってほしいですね。

＊＊＊

《Cさん　61歳・女性》リウマチ・肺炎・肝炎――３つの自己免疫性疾患が同時に治った！

４年前に間質性肺炎とリウマチ、１年前に肝炎を発症し、入退院を繰り返しました。退院後も関節の痛みとひどい疲労感で立っているのがやっとでした。

行きつけの歯医者さんの紹介で、今井先生の診察を受けたのは最近のことです。先生のお話は、とにかく驚くことばかりでした。私の病気はいずれも自己免疫性疾患であること、リウマチや膠原病は原因不明とされているがそれは間違いで、原因を絶てば治るということ。さらには鼻から綿棒を入れて喉の奥をこすり、血のついた綿を見せて「ここが炎症を起こしています。これが治れば全部治ります」と説明を受けました。

以来、家では毎日お風呂で「あいうべ体操」を30回行い、夜間はマウステーピング。すると初診の翌日から、関節の痛みが消えました。さらに日が経つと、肝炎の特徴である「疲れやすさ」もなくなってきました。もちろん今も調子の波はありますが、その波全体が右肩上がりに好転している感じがします。

中でも嬉しいのは薬が減ったことです。これまでステロイド薬を６錠処方されていましたが、現在は1錠。副作用に備えて処方された胃薬2種類も、必要ないからと止めてもらいました。

総合病院には今もふた月に1度通っていますが、目的は治療というより、検査結果をもらって経過を確認するためだと思っています。先生方は肝臓なら肝臓しか診られないので、全体的に良くなっていることには気づかれないご様子。肝臓の数値が好転しているのも、薬が効いたと思っておられるようです。本当はこちらの病院に週1回通っているおかげなのですが（笑）。

《医師よりひとこと》

初診時にはまるで這うような感じで来られたCさん。疲労感で寝返りを打つのも辛い、と語るその顔を見ると、口が思い切り「開きっぱなし」でした。次々に発症した病気はすべてここから来ていることが一目でわかりました。

そこで私の行った治療法は、肝臓でも肺でもなく、上咽頭にアプローチすること。複数の病気に個別に対処しても、薬が薬を呼ぶ悪循環になるだけです。大事なのは、病巣感染の大本である炎症を治すことなのです。

おわりに

「鼻呼吸をすれば、健康が取り戻せる」――これを少しでも多くの方に伝えていくことが、今や私のライフワークになっています。医師を目指していた頃はこんな未来など思いもよりませんでした。

さして高い志もなく医学の道を選んだ私がなぜ今こうしているのか、改めて自問してみると、それは心の中にいつも「悔しさ」があったからだと思います。

キャリアを重ねるにつれ、医学の現状に違和感を覚えたり矛盾を感じたりすることが増えました。そして何より強かったのは、目の前の患者さんの病気を治せない悔しさでした。今でも患者さんの病状が好転しないときには思わず「悔しいなあ」と言ってしまう自分がいます。

そんな悔しがり屋の私ですが、自分が提唱するアイデアやノウハウについては、まるで執着していません。

たとえばこの本では「あいうべ体操」のやり方の基本を示しましたが、もし「こうした方が筋力がつきそう！」と思う方法があれば、いくらでもアレンジしてかまいません。大切なのは「鼻呼吸ができるようになること」であり、過程はどうでもよいのです。

私の役割は、鼻呼吸を広めるために自分のアイデアを開放することです。それは私のアイデアが、「みんなのもの」になることでもあります。

医師は、いわゆる「名人」や「カリスマ」になってはいけないと私は考えています。誰もが簡単にできるノウハウであってこそ、意味があるのです。

「あいうべ体操」も、こうした考え方のもとに編み出されたものです。

ここに私自身の技術が介在する必要はありません。私の治療を受けなくても、この本さえ読めば今日から簡単に実践できます。

ですから、この本を読み終えた読者の方々に今私がお願いしたいのは「あいうべ体操」をぜひいろんな人に教えてほしいということです。

多くの人がこのノウハウを取り入れ、自分なりに消化していく。私の手を離れたところで、私の見知らぬ無数の人たちが健康を取り戻していく……。

そんな未来を、私は心から願っているのです。

あいうべ体操《たいそう》と口《くち》テープが病気《びょうき》を治《なお》す！

鼻《はな》呼《こ》吸《きゅう》なら薬《くすり》はいらない

発行　二〇一四年一〇月三〇日
五刷　二〇二五年一〇月一〇日

著者　今井《いまい》一彰《かずあき》

発行者　佐藤隆信
発行所　株式会社新潮社
〒一六二－八七一一　東京都新宿区矢来町七一
電話　編集部　〇三－三二六六－五六一一
読者係　〇三－三二六六－五一一一
http://www.shinchosha.co.jp
印刷所　大日本印刷株式会社
製本所　株式会社大進堂

ISBN978-4-10-336651-5 C0077